薬を使わない薬剤師が教える

睡眠薬 その一錠が病気をつくる

薬剤師・栄養学博士
宇多川久美子

河出書房新社

はじめに

「今夜も睡眠薬を飲まないと眠れないかも……」「ずっと睡眠薬を飲んでいて、大丈夫なのかな」「睡眠薬をやめたいけど、どうすればいいのかわからない」

本書を手にとってくださった読者の方は、こんな不安を抱えていらっしゃるのではないでしょうか？

私が主催するセミナーやブログでも、最も関心の高いテーマが「睡眠薬」です。実際に、睡眠薬をテーマにした私のブログの閲覧は、深夜にかけての時間帯が多く、そこには、睡眠薬利用者の不安や葛藤が浮かび上がってくるようです。

私は長く薬剤師として働き、薬漬けの医療現場の現実を目の当たりにしてきました。一人の患者さんに対して処方される薬の量や種類の多さに嘆き、大量の薬を当然のように持ち帰る患者さんの姿にも不安を感じ、薬漬けで活気を失くしていく方を大勢見てきました。そして、今は薬を使わない薬剤師として活動をしています。

どんな薬も諸刃《もろは》の剣《つるぎ》。使い方や処方を間違えると、取り返しのつかない悲劇を生むことがあります。中でも、とりわけ得体のしれない魔力があるのが睡眠薬です。

誰でも一度や二度は、眠れない夜を経験したことがあるでしょう。かかりつけの病院で何気なく睡眠不良の話をしたら、医師が「眠れるお薬」を処方してくれたので、何となく睡眠薬の服用を始めてしまった方がたくさんいます。

また、ストレスで眠れない夜が増えると、「睡眠導入剤なら、睡眠薬ではないから飲んでもいいかな」と導入剤を入り口に睡眠薬が手放せなくなる方も少なくありません。そして、いつの間にか睡眠薬がないと眠れないと思い込むようになり、眠れないのはつらいからまた睡眠薬を飲む、という悪循環に陥ります。でも、睡眠導入剤は作用時間が短いタイプのれっきとした睡眠薬です。そして、睡眠薬は脳の神経細胞に働きかける向精神薬ですから、危険度の高い薬といえます。海外では、副作用のリスクから使用が禁止されたり、制限されているレベルの薬が、日本ではかかりつけ医から「眠れるお薬」として簡単に処方されている事実をご存知でしょうか。
その睡眠薬を飲むことで避けられないのが副作用です。薬がないと眠れない、ふらつき、転倒、記憶が一時的になくなるなど……。そうして得られた睡眠は、快適なものでしょうか。寝つきが悪い、すぐに目が覚める、という睡眠の不調から飲み始めた一錠の睡眠薬。やがて手放せなくなり、不眠症という病気がつくられます。

眠れないからとりあえず「睡眠薬」を、という手段は果たして本当に体にとって正しい選択なのでしょうか？　睡眠薬による眠りの仕組みについても本書でお伝えしていますので、睡眠薬に頼る前に意識改革をしていただきたいと思っています。
本書を通して、睡眠薬に頼らずに自然な睡眠を手に入れられるように、そのお手伝いができれば幸いです。

宇多川久美子

目　次

第3章 眠りの本質と「睡眠負債」

第4章 減薬・断薬するには?

第5章 睡眠薬に頼らず、快眠する方法

第1章

睡眠薬の甘い罠

かかりつけ医でとりあえず処方される睡眠薬

睡眠薬は、頭痛薬のように本当に軽いきっかけで生活の中に入り込んできます。働き盛りの方の場合、長時間労働が当たり前になっていますから、疲労が重なって、いくら寝ても熟睡したという満足感がないのではないでしょうか。また、慢性的な頭痛や肩こりに悩まされたり、風邪をひきやすかったり……。そんな不調のSOSのタイミングで、いつもの内科を受診します。

「喉が痛くて、少し熱もあるんです。そのせいか疲れがとれなくて、朝起きても熟睡感がないんです」なんて相談をしていると、「喉の炎症を抑える薬と鎮痛薬を出しておきましょう。**とりあえず眠れるお薬も出しておきます**」となります。

次は、女性の場合です。女性の一生は思春期から更年期まで月経周期や妊娠、授乳が影響して性ホルモンに大きく左右されます。睡眠をコントロールする脳の中枢と性中枢は隣接しているため、男性と女性で睡眠に対する性差もはっきり出ます。妊娠や授乳中の時期には、子どもを産み、育てるという機能（次世代再生産機能）が備わっているため、不眠による耐性が高まり、寝なくても耐えられるのです。授乳期間中の乳児の小刻みな睡眠リズムによって、睡眠が2～3時間ごとに分断されても、同世代の男性とくらべて睡眠障害を訴える割合が低いといわれます。

ところが、子育て期が一段落する更年期になると、次世代再生産機能の活動に終止符がうたれます。そうするとホルモンのバランスがくずれるので、不安感やカーッとのぼせたりといった更年期特有の不定愁訴《ふていしゅうそ》が現れます。

「この頃イライラすることが多くてベッドに入ってもなかなか寝つけないんです」と相談すると、婦人科の親切な先生はこういいます。

「ホルモンのバランスが変わる時期ですからね。**とりあえず眠れるお薬も出してお**

きます。これで様子を見ましょう」

高齢者の場合は、どうでしょうか。高齢になれば誰でも、腰やひざ関節などの痛みやしびれに悩まされるようになります。しびれが強くて歩行が困難になったりすると整形外科への通院が日課になりますよね。

「特に腰から太ももにかけての痛みが強くて、途中で何度も休んでここまできました」「先生、このまま歩けなくなって、寝たきりになってしまうかと思うと、不安でしかたありません」と訴えます。

すると、「では血液循環がよくなる薬と鎮痛薬と湿布と、**とりあえず眠れるお薬も出しておきます**。心配事があると眠れませんからね」。

このように、とりあえず処方された睡眠薬は、ごく自然に生活の中にしのびこんできます。**処方するのは、内科、婦人科、整形外科と、日常的なかかりつけの病医院ばかり**です。

さらに、ケガによる痛みや手術が必要となる病気になった方が、不安による不眠を防ぐために、手術の前後に睡眠薬を処方されるというケースもとても多いのです。また、入院中は、環境の変化、周囲の物音などで、眠れないことも多く、入院中に出してもらったその睡眠薬を退院後もやめられずにずっと飲んでいる、というケースも少なくありません。

不眠大国日本は、睡眠薬大国でもある

睡眠障害は国内外でも深刻な問題となっています。

２０１４年には厚生労働省が「健康づくりのための睡眠指針２０１４」を提案し、**健康を脅かす国民レベルの問題として、睡眠障害対策に本腰を入れて取り組むようになりました。**その後、ＮＨＫで放送された番組によって**「睡眠負債」**というキー

ワードも、一躍有名になりました。

そして、2018年には世界保健機関（WHO）による「疾病及び関連保険問題の国際統計分類（ICD）(※)」が改訂されました。今回は約30年ぶりの改訂で、「睡眠―覚醒障害」という章が新たに設けられたことも注目すべきでしょう。

日本人は総じて睡眠不足です。日本人の平均睡眠時間は、1日当たり7時間50分（経済協力開発機構・OECD／2009年）。世界各国との比較で、韓国の7時間49分に次ぐ2位の短さ。そして、**ベンゾジアゼピン（以下BZ）系睡眠薬の消費量**（国際麻薬統制委員会「アニュアルレポート2010」）**は、世界では2位、アジアでは1位という睡眠薬消費大国**（次ページ参照）でもあります。

日本で多くの睡眠薬が消費される背景には、一般医で手軽に処方されたり、漫然とした長期服用が当たり前になっていたり、皆保険制度によって安価に処方してもらえる薬を患者側が希望したりという、歓迎できないお国事情があります。

先述した「健康づくりのための健康指針2014」は、厚生労働省が、「国民の睡

※世界保健機関（World Health Organization, WHO）が作成する国際的に統一した基準で定められた死因及び疾病の分類。

日本のBZ系睡眠薬消費量はアジアの中でダントツ

国際麻薬統制委員会（INCB）の2010年のアニュアルレポートには、世界各国のBZ系睡眠薬消費量を比較したデータがあります。その中で日本はアジアでは1位、世界ではベルギーに次いで2位で、3位以下と比べて突出しています。

アニュアルレポートの中で、アジア内での消費量の多さの理由として、2位のイスラエルと日本は高齢化率が高いことと、不適切な処方による乱用が指摘されています。

アジア各国のBZ系睡眠薬の消費量

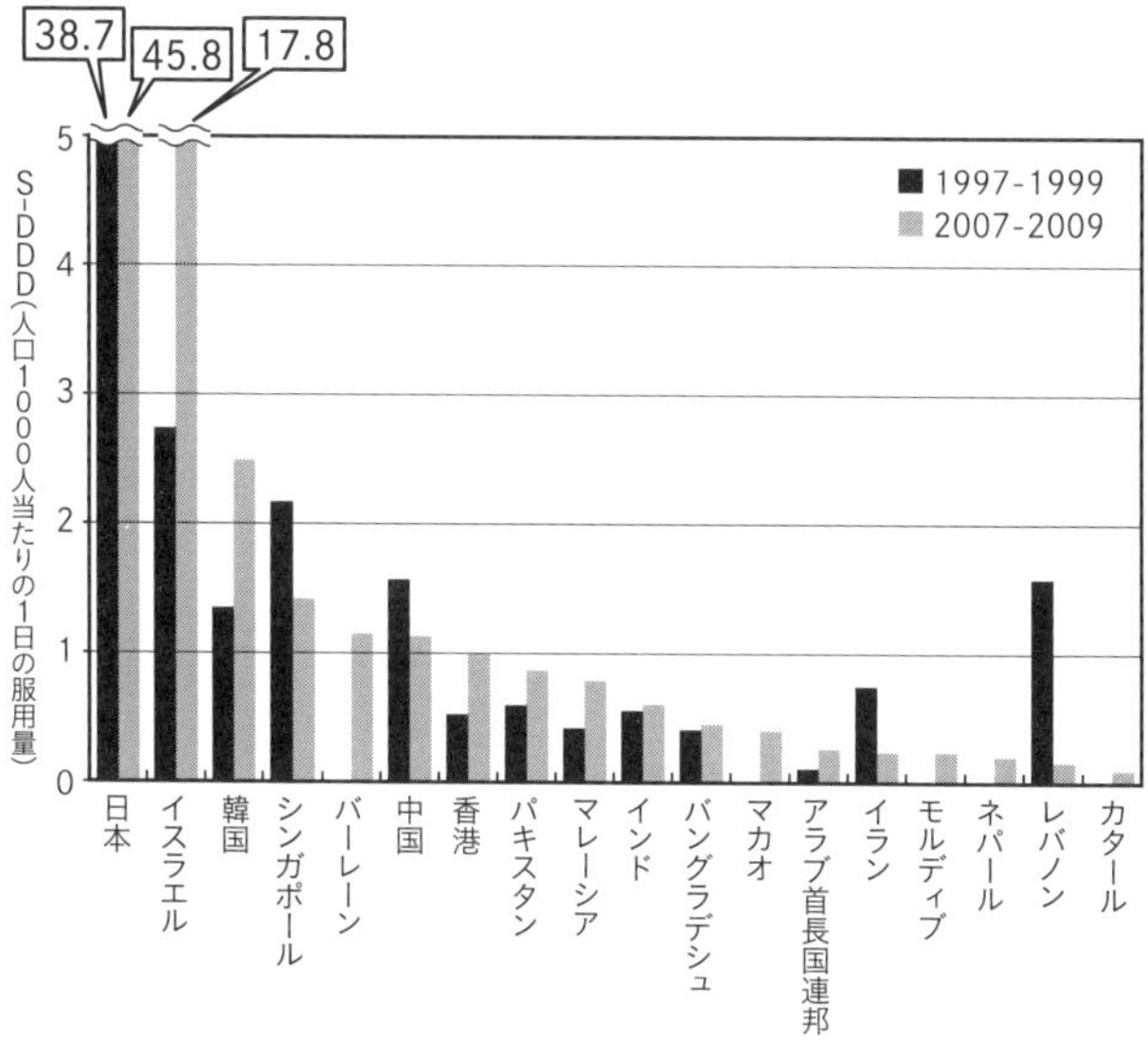

出典：国際麻薬統制委員会「アニュアルレポート2010」

眠の量の確保と睡眠の質の改善、睡眠障害への早期対応をすることで、事故の防止や心身の健康づくりをしよう」という目的のもとに、2003年版を11年ぶりに改訂した内容で、近年の睡眠時間の減少や、睡眠に関する新たな研究報告を反映させた形になっています。

内容は、運動や食生活、睡眠環境へのアドバイス、睡眠についての年代別の提案などのほか、眠りと目覚めにメリハリをつける、いつもと違う睡眠に注意する、眠れない時は専門家に相談するといった「睡眠12箇条」で構成されています。睡眠時間は個人差があるので、以前のように8時間にこだわらなくてOKとか、無理に眠ろうとしなくて大丈夫といった内容も盛り込まれ、12箇条には科学的な裏付けがあるというところも強調されています。

こうした指針が打ち出されるほど、日本は不眠大国というわけですが、そもそも不眠症や睡眠障害とは、どういう状態をいうのでしょう。

睡眠障害とは、睡眠に関して何らかのトラブルがある状態のことです。その中心

健康づくりのための睡眠指針2014 〜睡眠12箇条〜

1. 良い睡眠で、からだもこころも健康に。
2. 適度な運動、しっかり朝食、
ねむりとめざめのメリハリを。
3. 良い睡眠は、生活習慣病予防につながります。
4. 睡眠による休養感は、こころの健康に重要です。
5. 年齢や季節に応じて、
ひるまの眠気で困らない程度の睡眠を。
6. 良い睡眠のためには、環境づくりも重要です。
7. 若年世代は夜更かし避けて、体内時計のリズムを保つ。
8. 勤労世代の疲労回復・能率アップに、毎日十分な睡眠を。
9. 熟年世代は朝晩メリハリ、
ひるまに適度な運動で良い睡眠。
10. 眠くなってから寝床に入り、起きる時刻は遅らせない。
11. いつもと違う睡眠には、要注意。
12. 眠れない、その苦しみをかかえずに、専門家に相談を。

出典：健康づくりのための睡眠指針2014

的な症状が不眠で、次ページの4つのタイプに分類されています。①〜④の症状は、単独ではなく、複数で現れる方もいます。

でも、これだけでは不眠症とはいえません。不眠症と診断されるのは、①〜④のような不眠症状が1ヵ月以上続いた上に、日中に倦怠感・意欲低下・集中力低下・抑うつ・注意力低下・眠気・頭痛やめまいといった心身の不調が伴う場合です。

さて、みなさんはどう感じますか？　寝つきが悪いにしろ、夜中に目が覚めるにしろ、朝早く目が覚めてしまうにしろ、これらに該当する方たちは、多少なりとも眠ることができていると思いませんか。「一睡もできていない」という方が、薬局の待合室で眠り込み、大きい声でお名前を読んでもピクリともしない……ということもよくありました。

本人は眠れないと訴えているけれど、家族や周囲の方から見れば、「いま、居眠りしていたよ」とか、「いつも、いびきをかいて寝ているけど……」というようなこと

不眠の４つのタイプ

❶ 入眠障害
（寝つきが悪い）

床に入っても、あれこれ悶々として30分から1時間以上寝つけない症状。最も悩む人が多い睡眠トラブルです。

❷ 中途覚醒
（夜中に目が覚める）

夜中に何度も目が覚めてしまう症状です。一度、目が覚めると今度はなかなか寝つけなくなります。

❸ 早朝覚醒
（朝早く目が覚める）

朝早く目が覚めてしまい、そのあとは眠れなくなります。睡眠時間が短くなる高齢者に多い睡眠トラブルです。

❹ 熟眠障害
（眠った気がしない、眠っていないと感じる）

たっぷり眠ったはずなのに、熟睡したという充足感を得られなかったり、眠りが浅かったと感じる症状です。

不眠症を定義すると…

上記①～④の4症状のどれかがあること。そしてこのような不眠の訴えがしばしば見られ（週２回以上）、かつ少なくとも１ヵ月間は持続すること。不眠のため自らが苦痛を感じるか、社会生活または職業的機能が妨げられること。などのすべてを満たすことが必要です。

なお精神的なストレスや身体的苦痛のため一時的に夜間よく眠れない状態は、生理学的反応としての不眠ではありますが不眠症とはいいません。

は、実はかなり多いのです。

それなのに、そうした確認もないままに、かかりつけの医師からは、とりあえず睡眠薬が処方されてしまいます。日本は、成人の5人に1人が不眠症の不眠大国で、国民の約5％が睡眠薬かそれに類する薬を常用している睡眠薬大国でもあるのです。

睡眠薬による眠りは、麻酔薬と同じ

私は、講演時などに、不眠についての質問を受けると、次のようにアドバイスするようにしています。

・眠れなかったら、無理に寝なくてもいいのではないですか。

・目が覚めてしまったら、そこから好きなことをしましょう。
・昼に寝てもかまわない状況なら、夜にこだわらずに昼に寝てください。

こうしたアドバイスは、往々にしてまじめな方のご機嫌を損ねてしまいますが、厚生労働省の指針でも同じようなことをいっていますから安心してください。

覚えておいていただきたいのは、**「病気はつくられるもの」ということです。不眠の悩みを抱えて病院に相談に行って、誰にでも該当しそうな不眠症の診断テストを受けて、その結果で病名をつけられたら、その時点から「不眠症」になっていきます。**

私は、薬剤師として薬局勤務をしていた時に、睡眠薬で活気を失くしていく方をたくさん見てきました。最初は、「ちょっと眠れないんだよ」と目を見て話してくれていた方が、薬を常用するほどに、だんだん目の焦点が合わなくなっていったり、伏し目がちになって質問をしても答えてくれなくなったり。睡眠薬のせいばかりではないかもしれませんが、その様子には底知れない怖さを感じずにはいられませんでした。

睡眠薬による眠りは、眠れないと訴える方たちが望むようなものでは、決してありません。熟睡感とはほど遠く、それは突然に意識を失うような眠りです。

断薬を中心とした積極的な活動を続ける内科医の内海聡《うつみさとる》先生は、睡眠薬による眠りについて、「**全身麻酔で意識を落としたような**」あるいは「**誰かに突然殴られて気を失ったような**」、ノックアウト型の眠りであると表現しています。

自然な睡眠とは、一晩のうちに眠りが深くなったり、浅くなったりを波のように繰り返しています（第3章で後述）。一方睡眠薬による眠りは、パソコンを強制終了するようなもの。そこには自然な眠りの波はなく、薬が効くと一気に意識が遠のき、薬が分解されるにつれて、徐々に覚醒していくような人工的な眠りです。

深酒をして酩酊し、意識をなくしたような状態を想像してもらうとわかりやすいかもしれません。体からお酒が抜けて目が覚めると、本人はまったく覚えていないのに、冷蔵庫の食品を食べ散らかした痕跡があったり、友人に電話をかけた履歴が残っていたり。それと同じようなことが、睡眠薬の眠りにおいても起こります。

中には、「睡眠薬を飲むと、ぐっすり眠れてすっきり目覚める」という方もいますが、このぐっすり感、すっきり感もまた、薬を手放せない一因となってしまうこともあります。

睡眠薬による眠りの欠点として、**呼吸が浅くなる**こともあげられます。睡眠薬も麻薬と同様に呼吸が抑制されてしまうために、十分な酸素を体に取り込むことができなくなります。すると、血液中は低酸素の状態になり、これが続くと脈拍や血圧が上昇して、**不整脈のような重大な病気につながる危険もあるのです。**特に、**肺の機能が衰えている高齢者は、注意が必要でしょう。**

こうした睡眠薬の副作用の恐ろしさは、次の章でくわしく説明します。

「睡眠薬・睡眠導入剤」「睡眠改善薬」はどう違う?!

「睡眠薬を飲んで寝たけれど、疲れがとれないなぁ」「寝ているはずなのに、昼間にウトウトするなぁ」と、睡眠薬を使って眠る習慣のある方は、その眠りの不自然さに気づいていると思います。それでも、眠れないことの不安のほうが上回り、やがて睡眠薬に頼らないと眠れないようになります。これが、睡眠薬による負の睡眠スパイラルの入り口です。

やがて、それまでの量では眠れなくなり、量を増やしても効きが悪くなり、薬の種類も量も増えて、後戻りできない状態になってしまいます。

医薬品の分類

医療用医薬品

医師の処方が必要な医薬品

医療用医薬品の睡眠薬・睡眠導入剤には処方せんが必要

一般用医薬品（OTC医薬品）

薬局・ドラッグストアなどで購入できる医薬品

一般用医薬品の睡眠改善薬は自分で購入できる

みなさんは、**睡眠薬・睡眠導入剤、睡眠改善薬の違いがわかりますか。**

睡眠薬と睡眠導入剤は、医療用医薬品の分類で、医師の処方せんが必要なお薬です。一方の睡眠改善薬は、一般用医薬品（ＯＴＣ医薬品）のため、処方せんの必要がなく、薬局やドラッグストアで購入できます。

睡眠薬や睡眠導入剤は、慢性的な不眠症状に使用する薬。「寝つきが悪い」「眠りが浅い」といった、特に病的な原因のない方が**一時的に経験する不眠症状に使用する薬が睡眠改善薬**です。

名前だけで判断すると似たような響きですが、**睡眠薬や睡眠導入剤と、睡眠改善薬は、体への**

睡眠薬は主に2タイプある

睡眠薬・睡眠導入剤
（医療用医薬品）
慢性的な
不眠症状に使用

睡眠改善薬
（一般用・OTC医薬品）
一時的な不眠症状
（寝つきが悪い、眠りが
浅いなど）に使用

作用がまったく異なる薬です。くわしい薬のメカニズムは、次の章で説明しますので、ここでは睡眠薬の種類を理解してください。

▽睡眠薬・睡眠導入剤は向精神薬

睡眠薬や睡眠導入剤は、向精神薬に分類されます。向精神薬とは、**中枢神経に作用して精神に何らかの影響を与える種類**の薬です。抗精神病薬、抗不安薬、抗うつ薬、精神安定剤などが、向精神薬の仲間になります。さらに枠を広げれば、大麻やＬＳＤ（半合成の幻覚剤）も仲間ですから、かなりシリアスです。

つまり、**眠りを得るために中枢神経に作用**

する強い薬の中で、睡眠導入剤というのは、睡眠薬の中でも、薬の効果が現れるのも効果が切れるのも短い、超短時間作用型（29ページ参照）を指します。向精神薬や睡眠薬という響きは怖くても、導入剤なら安心なイメージですが、中身は向精神薬だということをお忘れなく。

▽睡眠改善薬の成分はかゆみ止めと同じ?!

一方の**睡眠改善薬の主成分は、ジフェンヒドラミン塩酸塩。**これは、くしゃみ、鼻水を抑えたり、かゆみなどのアレルギー症状を抑える薬の成分で、抗ヒスタミン剤です。副作用として「眠くなる成分が入っているので、服用する際には注意してください」という断り書きがありますが、その眠くなる成分の正体が、ジフェンヒドラミン塩酸塩です。市販の睡眠改善薬は、この副作用を主作用に代えた薬というわけです。

つまり、「ドリエル」「グ・スリーP」「ネオデイ」といった睡眠改善薬は、**抗ヒス**

タミン剤の副作用を主成分にしたもので、３日分で１０００円前後で売られています。ですから、**抗ヒスタミン剤を服用しても眠れるはず**ですし、１２０錠で１０００円ぐらいですから、睡眠改善薬よりずっと安価でお買い得です。

でも、眠りたいと切望している方は、抗ヒスタミン剤よりは、眠れそうなパッケージに入り、個包装になっている睡眠改善薬を選ぶでしょう。なぜなら、プラセボ（偽薬）効果で「安心感が違う」からです。

睡眠導入剤なら安心というわけではない

睡眠薬や睡眠導入剤は薬の作用する時間で４つに分類されます。

半減期とは、薬を服用してから薬の成分の血中濃度が最高到達時の半分になるま

作用時間による４つの分類

睡眠導入剤

❶超短時間作用型
（3-4時間程度）
商品名は「ハルシオン」「アモバン」「マイスリー」など

❷短時間作用型
（5-6時間程度）
商品名は「レンドルミン」「リスミー」「デパス」「エバミール」「ロラメット」など

❸中間作用型
（12-24時間）
商品名は「ベンザリン」「ユーロジン」「サイレース」「ロヒプノール」など

❹長時間作用型
（24時間以上）
商品名は「ネルボン」「ソメリン」「インスミン」「ドラール」「ダルメート」など

薬の種類によって半減期は異なります。

でにかかる時間（薬の効果が半減するまでの時間）のことです。

例えば、半減期が2時間の薬なら、薬を飲んで血液中の濃度が最も高くなり（薬の効きがピーク）、2時間後くらいには半減するという意味です。

この中で、睡眠導入剤とは、超短時間作用型の睡眠薬のこと。薬の効きはじめるのも、薬が切れるのも早いタイプの睡眠薬で、入眠を手伝ってあげれば、あとは自分で寝ることができる入眠障害の方に処方されます。

前ページのように、睡眠薬には作用時間によっていろいろな種類がありますから、不眠の症状によって処方する薬が違ってきます。例えば、寝つきが悪ければ「ハルシオン」などの超短時間作用型、すぐ目が覚めてしまうなら「レンドルミン」などの短時間作用型、もっと寝ていたいのに朝早くに目覚めてしまうなら「ネルボン」などの長時間作用型の薬というわけです。

睡眠導入剤というと軽いイメージに聞こえますが、決して睡眠薬未満だと思わないでください。

しかも、超短時間作用型といわれる「マイスリー」(成分名はゾルピデム)は、睡眠中の記憶がないといった作用の出現が最も多いことで知られ、「ハルシオン」(成分名はトリアゾラム)は、少しの過量でも記憶障害が起こるといわれる薬です。

アメリカでは、トリアゾラムがらみの殺人事件が起こり、製造過程の臨床データで、被験者の妄想やうつ病といった精神症状が生じていたことも明るみに出ました。

その結果、「ハルシオン」の発売が中止されたり、トリアゾラムの容量が厳しく制限されたりしています。

ハルシオンは、唯一添付文書に「警告(※)」が記載されているものの、日本では1回分0・5㎎を平然と処方されているのです。処方する医者の側も、処方される患者の側も、睡眠導入剤というソフトな響きで罪悪感を薄めているのではないでしょうか。

専門医の睡眠薬処方には、問題はないのか

また、かかりつけ医で最もよく処方される**睡眠薬の「デパス」は、十数年前までは普通薬というカテゴリーでした。**そのため、睡眠薬を専門としない医師にとっても、

※生命に重大な危機を生じることがある場合に書かれる。

普通薬時代からの馴染みもあり、処方しやすいという背景もあるのでしょう。実際に最も多用されている薬です。

私は相談者から、「手術の不安から寝つけなくなった主人にも、夜中に何度も目が覚めてしまう高齢の母親にも、同じデパスが処方されているのはなぜでしょうか」という質問を受けました。この場合、同じ医者が2人を診察していれば、処方する薬も違ったかもしれませんが、最も使いやすい睡眠薬ということで、ご主人とお母さんのどちらのかかりつけ医も、同じ薬を選択したということでしょう。

現在では、向精神薬であるデパスは、以前のように90日分ではなく、30日分までしか処方できなくなりました。30日までしか連続服用ができない薬のはずなのですが、実際には、翌月もそのまた翌月も、簡単に処方してもらえます。何ヵ月も何年も服用を続けている方は、いったいどのくらいいるのでしょうか。

デパスもまた、交通事故などのトラブルがつきまとう薬でしたから、海外では規制の対象になっていることを覚えておいてください。

主な睡眠薬（BZ系）分類

分類	使い方	一般薬剤名	商品名
①超短時間作用型	効果が3～4時間の超短時間作用型は、寝つきが悪い人に適した睡眠薬で、睡眠の入りをよくしてスムーズな睡眠を促す。就寝前に服用	トリアゾラム	ハルシオン、トリアゾラム、トリアラム、アサシオン、アスコマーナ、カムリトン、ハルラック、ネスゲン、パルレオン、ミンザインなど
②短時間作用型	効果が5～6時間の短時間作用型は、寝つきが悪い人に。超短時間作用型よりも効果が少し長い睡眠薬。就寝前に服用	リルマザホン塩酸塩水和物	塩酸リルマザホン、リスミーなど
		ブロチゾラム	レンドルミン、レンドルミンD、グッドミン、ゼストロミン、アムネゾン、ノクスタール、ブロチゾラム、ネストローム、ブロゾーム、レドルパー、ロンフルマン、など
		エチゾラム	デパスなど
		ロルメタゼパム	ロラメット、エバミールなど
③中間作用型	効果が12～24時間の中間作用型は、寝つきはいいが途中で目が覚めてしまう人に適した睡眠薬。就寝前に服用	エスタゾラム	エスタゾラム、ユーロジンなど
		フルニトラゼパム	ビビットエース、フルトラース、フルニトラゼパム、サイレースなど
④長時間作用型	中間作用型以上の効果がある長時間作用型は、ゆっくりと長く眠れることを目的とした睡眠薬。血中濃度が維持されるので中途覚醒や早朝覚醒だけでなく、日中に不安のある人にも適用される。就寝前に服用	ニトラゼパム	ネルボン、ネルロレン、ベンザリン、チスボン、ノイクロニックなど
		フルラゼパム塩酸塩	ベノジール、ダルメートなど
		クアゼパム	ドラール、クアゼパムなど

出典：著者作成

このように何科を受診してももらうことができる「とりあえず睡眠薬」の処方も問題ですが、専門医である精神科や心療内科の処方はどうでしょう。向精神薬とはいえ、基本的には処方せんの薬ですから、医師の指示であれば、どのようにでもさじ加減が可能です。私が薬局にいた時には、専門医になるほど処方量が多くなると感じていました。

薬の処方に対するガイドラインはあるものの、現場の専門医が必要と判断すれば、適応量の数倍もの薬を、2種類3種類も処方することは珍しいことではありません。目の前にいる患者の症状に対する効果が、薬の副作用を上回ると専門医が判断すれば、そうしたことは当たり前に起きてしまいます。そして、大量の薬を抱えて持ち帰る患者は、ますます睡眠薬に翻弄されていきます。

第2章
睡眠薬の仕組みと副作用

睡眠薬は作用時間によって使い分ける

日本は睡眠薬の規制に関してかなり緩い国です。眠れないと訴えれば、手っ取り早く、強めの睡眠薬（つまり副作用のリスクもある！）が安価に処方されるのです。こうして不眠から逃れたい患者との思惑が一致して、日本はまたたく間に睡眠薬大国になってしまいました。

風邪薬や胃薬と同レベルに睡眠薬を考えている患者さんも多いのではないかと思います。あなたがその一錠を飲む前に、本当に気軽に飲んで大丈夫？　ということをこの章では考えてほしいと思います。

少し、難しい名前も出てきますが、おつきあいください。

ポイントとなるのは**「薬の作用時間（半減期）」**と**「睡眠薬は脳の神経伝達物質に働きかけて眠りを誘う」**ということ。

ではもう一度、睡眠薬と作用時間に関する分類をおさらいしておきましょう。ここでは一時的な不眠に使われる睡眠改善薬については触れていません。

半減期を「薬が作用する時間」とするのは、一般的に、薬は半減期を過ぎたところで、離脱症状（禁断症状）が生じやすくなるためです。ですから半減期を目安にして、薬を追加するかどうかなどの判断がされます。ちなみに離脱症状とは、薬を中止したり、減量したりした際に生じるさまざまな身体的・精神的な症状のことです。

現在、**臨床の現場で治療の中心となっている睡眠薬は、ＢＺ系と非ＢＺ系という種類です。**後述しますが**以前はバルビツール酸系というタイプの薬が主流でした。**しかし副作用が強く、後発でＢＺ系と非ＢＺ系が開発されました。ＢＺ系と非ＢＺ系は、半減期によって、超短時間作用型、短時間作用型、中間作用型、長時間作用型に分類され、不眠の症状によって使い分けられています（29、33ページ参照）。

主流の睡眠薬は、GABAの働きを増強させたもの

前章で睡眠薬・睡眠導入剤は向精神薬であるとお伝えしました。つまり脳内の神経伝達物質の働きをコントロールして睡眠を促す薬です。

特に心の状態に大きな影響を及ぼす神経伝達物質として働く代表的なものが、GABA（ギャバ）、セロトニン、アセチルコリン、ノルアドレナリン、アドレナリン、ドーパミンなどです。これらの神経伝達物質は、働き方の面から**「覚醒系」「調整系」「抑制系」**に分類されています。

神経伝達物質の働き方

覚醒系	調整系	抑制系
脳を興奮状態にさせ、集中力を高めたり、やる気を出させたりします。	覚醒系と抑制系の神経伝達物質の分泌量のバランスをとります。	過剰に興奮した神経を落ち着かせ、心身をリラックスした状態にします。

現在、睡眠薬の主役となっているＢＺ系と非ＢＺ系の睡眠薬は、その中で睡眠と関係するものに働きかけるのです。

▽睡眠に関わる脳の神経伝達物質

●ＧＡＢＡ（ギャバ）

正式名をガンマアミノ酪酸という抑制系の代表物質。情報伝達全般に関わり、脳のなだめ役として知られています。不安、イライラを取り除いて**睡眠へと導く**働きがあり、ＢＺ系と非ＢＺ系の睡眠薬は、ＧＡＢＡの働きを強めたものです。

●セロトニン

快感や覚醒を調整する神経伝達物質。覚醒系のドーパミンやノルアドレナリンなどの過剰な活動の調整を担当します。

●アセチルコリン

睡眠、目覚め、記憶、学習に深く関与する物質。神経刺激を伝える役目をしたり、骨や筋肉を収縮させたりする働きがあります。副交感神経を刺激して、脈拍を遅くしたり、唾液の分泌を促すのも役割の1つです。

●ノルアドレナリン、アドレナリン

目覚め、集中力、積極性、痛みの軽減などに影響する物質です。不安や意欲との関係が深く、不安が強くなると動悸がしたり、血圧が上昇したりするのは、ノルアドレナリンの働きが強くなるためです。同じような働きをする物質には、アドレナリンもあります。ノルアドレナリンは主に脳に作用する神経伝達物質であるのに対し、アドレナリンは副腎でつくられる副腎髄質ホルモン。体内を巡って各臓器に興奮系のシグナルを送る働きをします。

●ドーパミン

脳の覚醒、快感、高揚感、創造性、攻撃性などに作用する物質です。幻覚や妄想とも関係し、ドーパミンの働きが過剰になると、幻覚妄想の症状が起こります。

ＢＺ系と非ＢＺ系の睡眠薬は、抑制系の神経伝達物質である**ＧＡＢＡの作用を増強することで、神経細胞の興奮を抑え、睡眠作用をもたらすものです。**神経伝達物質を介した睡眠薬の仕組みを理解するために、そのメカニズムを説明しておきます。

そもそも、基本的な神経細胞の情報伝達は、神経伝達物質の発信側と受容側の双方の神経細胞のやりとりで成立しています。GABAを例にとって説明します。

まず、発信側の神経細胞の先端には、さまざまな種類の神経伝達物質が詰まった保存袋（シナプス小胞）があります。袋の中には、GABAも入っています。その袋から放出されたGABAは、受容側の神経細胞にあるGABA受容体と結合して、持ち前の鎮静作用を発揮します。

この仕組みの中で、BZは、GABA受容体の一部（BZ受容体）に結合して、GABAの働きを強化する「増幅器」として機能します。パワーアップしたGABAによって、興奮系の神経伝達物質であるドーパミンやノルアドレナリンなどの働きは強力に抑えられ、睡眠が促されるというわけです（次ページ参照）。

BZ系と非BZ系の違いも説明しておきましょう。非BZ系は、BZ系より、さらに副作用などが少ない睡眠薬として登場してきました。

実は、GABA受容体にくっついたBZ受容体には、いくつかタイプがあり、BZ系と非BZ系の薬は、その結合タイプが違うのです。

脳内の神経細胞の中でBZ系睡眠薬が効く仕組み

BZ系の睡眠薬を服用。
BZ系受容体に作用する

↓

GABAの働きが促進する

↓

脳の興奮を抑制する
（ノルアドレナリン、ドーパミン、セロトニンなどの神経伝達物質の機能が抑制される）

↓

心身のリラックス効果が得られる

↓

睡眠作用

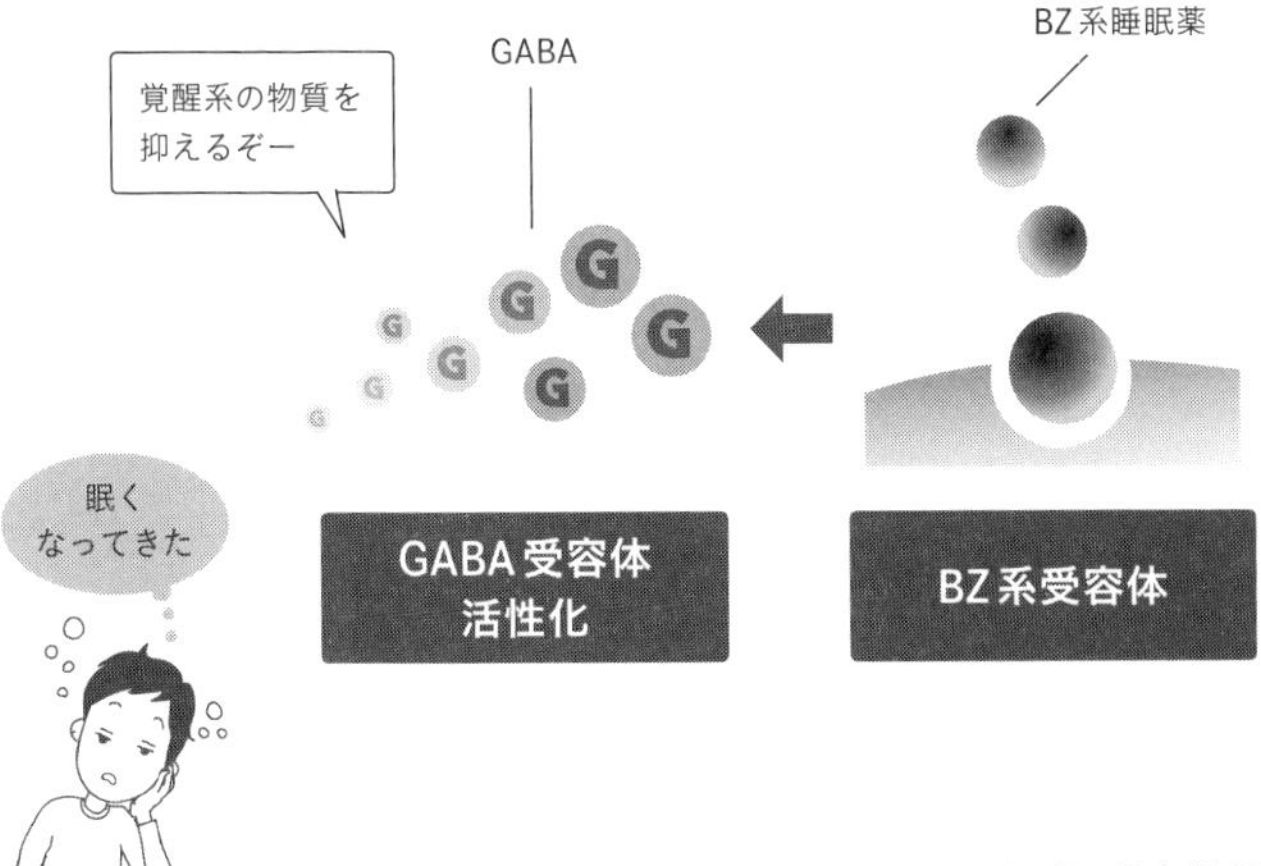

出典:『あなたに合う睡眠薬と精神安定剤』福西勇夫（法研）

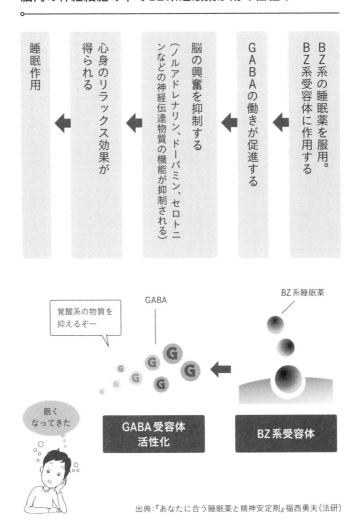

結合部位には、ω《オメガ》1と2のタイプがありますが、ω1には催眠効果が、ω2には筋弛緩作用と抗不安作用が期待できるのです。従来のBZ系は、ω1と2に結合し、後発で登場した非BZ系は、ω1のみに結合します。

睡眠薬の副作用については、章の後半で説明しますが、BZ系が非BZ系の睡眠薬を、症状によって使い分ける理由の1つがここにあります。

先発のバルビツール酸系は催眠作用も副作用も強力！

実は、GABAに作用する睡眠薬には、先発の**バルビツール酸系**というタイプがあります。1903年にドイツのバイエル社で、最初の睡眠薬「バルビタール」（商品名は「ベロナール」）が開発され、それ以降、多くのバルビツール酸系睡眠薬が開発、販売されました。

　バルビツール酸系の睡眠薬は、強力な催眠効果がありますが、その一方で、睡眠薬なしでは眠れなくなるという依存性や、薬の効きが悪くなる耐性などの副作用が強いといった特徴がありました。さらに、**過度の服用によって呼吸が停止するといったトラブルが多発し、現在ではほとんど使われなくなっています。**

　こうしたバルビツール酸系の副作用を改善したものとして、１９６０年頃に登場してきたのが、ＢＺ系です。そして１９８０年代に非ＢＺ系の睡眠薬が登場しました。

　バルビツール酸系と、ＢＺ系は、ともにＧＡＢＡの働きを強めたものですが、作用する脳の部位に違いがあります。

　ＢＺ系の睡眠薬は、主に脳の大脳《だいのう》辺縁系《へんえんけい》にある神経細胞のＢＺ受容体に作用します。大脳辺縁系とは、大脳の内側の領域のことで、怒り、恐れといった急激な感情の表出や、食欲、性欲、睡眠欲、意欲といった本能などをつかさどる部分。帯状回

バルビツール酸系睡眠薬の種類

	中間作用型	長時間作用型
一般薬剤名	ペントバルビタールカルシウム	フェノバルビタール
商品名	ラボナ	フェノバール、ルミナール、フェノバルビタールなど

や扁桃体、認知症で何かと話題になる短期記憶を受け持つ海馬も、大脳辺縁系に属しています。

これに対し、**バルビツール酸系の睡眠薬が作用するのは、脳幹網様体《のうかんもうようたい》という部分です。脳幹とは、意識や呼吸、循環の中枢である生命維持の根幹となる部位。**脳幹の奥の神経細胞や神経線維が入り交じった網目状の構造になった組織が脳幹網様体で、意識の維持や睡眠、覚醒を司っています。

この部分に強く抑制をかけると、確かに強い催眠作用を発揮するので、麻薬のような睡眠を手に入れることができます。でも、その一方で、呼吸の中枢部位にも同時に抑制作用が及び、睡眠中に呼吸が浅くなり、最悪の場合には呼吸が停止してしまうといったケースが続出したのです。
ほかにも、作用量と致死量が近い、ほかの薬物との相互作用を起こしやすいということがあり、離脱症状として不眠や悪夢、けいれん、幻覚などが報告されています。当然、海外ではバルビツール酸系睡眠薬への批判が高まり、使用されることはなくなりました。

ところが、規制の緩い日本では、こうした事実を知りながらも、いまだに医師の管理のもとで、この睡眠薬が処方されています。

ＢＺ系の睡眠薬にも副作用はある！

悪名高いバルビツール酸系に代わる睡眠薬として登場したＢＺ系と非ＢＺ系の睡

眠薬ですが、それでもまったく副作用がないわけではありません。中には、**バルビツール酸系よりも依存性が強い**といった指摘もあるので、副作用についても説明しておきましょう（次ページ参照）。

ほかにも、アルコールと睡眠薬を一緒に飲むと、「奇異反応」という症状が現れる場合があります。奇異反応とは、本来の薬の作用とは逆の緊張や興奮などが生じること。**超短時間作用型の睡眠薬とアルコールの取り合わせは、要注意です。また、肺に何らかの疾患のある方や、呼吸機能が低下している方の場合には、呼吸が抑制されるという心配もあります。**

さらに、長期間服用することで薬の効きが悪くなる（耐性）ほか、睡眠薬や抗うつ薬、精神安定薬など、複数の種類の薬を飲んでいる場合には、相互作用も生じてくる場合があります。詳細については、第4章の減薬・断薬のところでくわしく説明しますので、ここでは一般的な副作用について理解してください。

BZ系や非BZ系睡眠薬の副作用

持ち越し効果(眠気が残る)

中間作用型や長時間作用型の睡眠薬を服用したり、短時間作用型の服用量が多い場合、薬の作用が長く続き、朝スッキリと起きられない、起きた後にも眠気が残るといった症状。眠気以外に、めまい、ふらつきなどが生じる。

反跳性《はんちょうせい》不眠、離脱症状(薬がないと眠れなくなる)

急に服用量を減らすと、服用する前より、不眠の症状がひどくなる場合がある。この不眠の状態が「反跳性不眠」。頭痛、めまい、耳鳴りなどの症状が生じたり、重度になると、不安、焦り、振戦《しんせん》(筋肉の収縮と弛緩が、不随意に繰り返す震え)、発汗、痙攣《けいれん》、せん妄《もう》(意識障害に加えて幻覚や錯覚が見られる状態)などの離脱症状が現れることも。作用時間の短い超短時間作用型や短時間作用型の睡眠薬で起こりやすい。

筋弛緩作用(ふらついたり、転倒したりする)

重度の肩や首のこり、画像でも原因が特定できないような腰痛や股関節痛などの対処に、整形外科などで処方されることも。服用後、すぐに就寝しない場合は要注意。体に力が入らないため、ふらつきや転倒の危険があり、高齢者は、特に注意が必要。

健忘(一時的に記憶が飛ぶ)

一時的に記憶が飛んだ状態の物忘れで、睡眠薬を服用して以降の記憶がないことから、「前方向性健忘」ともいう。短時間作用型や多用量の服用で起こりやすい。また、アルコールと睡眠薬の同時摂取でも起こりやすいので注意。

睡眠薬の作用時間と副作用の関係は？

ここまでのまとめの意味で、副作用と睡眠薬の作用時間について、おさらいをしておきましょう。

作用時間の長いタイプの睡眠薬は、毎日の服用で体に少しずつ薬がたまっていくことになり、副作用としては、翌日まで眠気が残るといった持ち越し効果が、多く見られます。さらに、筋弛緩作用が日中にも残っていれば、ふらつきのような症状も現れます。

これに対して、作用時間の短いタイプは、薬の急激な作用によって一時的に記憶が飛ぶような健忘の症状が深刻です。前章でも紹介しましたが、超短時間作用型の

おかしいと思ったら副作用を疑え！

作用時間が長い睡眠薬の副作用	**持ち越し効果(眠気が残る)、弛緩作用によるふらつき**
作用時間が短い睡眠薬の副作用	**一時的に記憶が飛ぶような健忘、異常行動**

「マイスリー」（米国名は「アンビエン」）は、米国で最も多く処方されている睡眠薬です。

この睡眠薬の服用によって、睡眠中に車を運転しようとしたり、夜中に過食をしたり、インターネットで必要のないものを買い物したりする、といった異常行動が続発。超短時間作用型の睡眠薬では、こうした睡眠時遊行《ゆうこう》症《しょう》（夢遊病の一種）のような異常な行動を起こしやすいことが、米食品医薬品局（ＦＤＡ）から報告されています。アメリカ民主党のパトリック・ケネディ下院議員が運転する車が、連邦議会議事堂の外の柵へ衝突する事故が発生したことも、大きな話題となりました。

ＦＤＡは、同様の異常を懸念して、計13種の睡眠薬に対して注意書きの表示や医師による説明を求めました。

この13種の中には、日本で販売されている「ハルシオン」（ファイザー）や「ロゼレム」（武田薬品工業）も含まれています。

バルビツール酸系にしても、ＢＺ系や非ＢＺ系にしても、脳の中枢神経に作用する向精神薬であることに違いがありません。そして、向精神薬の１つである抗不安薬は、睡眠薬と同じＢＺ系の薬剤です。抗不安薬も睡眠薬と同様に、大脳辺縁系に働きかけ、不安を落ち着かせて睡眠を促すように働きます。この種の薬剤の中で、抗不安効果より睡眠効果が勝っているものが睡眠薬ということです。ですから、抗不安薬でも、ＢＺ系の睡眠薬と同じ副作用が生じます。

いかがですか？　睡眠薬による睡眠がどのように作られ、それは自然なものではなく、さらには副作用と隣り合わせであるということがご理解いただけたでしょうか？

ＢＺ系の睡眠薬は、うつや認知症も招く?!

繰り返しますが、こうした向精神薬は脳の中枢に作用する薬です。

「たった一錠でも意識がなくなるような睡眠薬は、その毒性の強さで脳を殺しているようなもの」と主張するのは、先の内科医、内海聡先生です。

睡眠薬を飲み続けることで自殺が増えること、認知症や神経疾患の発病リスクが高まること、肝臓で処理される脂溶性の毒物によって肝機能障害が生じること、ホルモンを調整する脳の部分に影響してホルモン分泌を乱すことなどが指摘されています。

うつ病の方には、82～１００％の割合で睡眠障害があるという報告もあります。自分の今の状態を自覚しないで、睡眠薬で不眠を解決しようとしても、不眠もうつ病もよくならないことが少なくありません。うつ病の睡眠障害では、普段よりも2時間以上早く目が覚めてしまい、再び眠ることができないという早朝覚醒の頻度が高いといわれますが、それも人それぞれ。

いずれにしても、目は覚めていても頭がボーッとして重く、なかなか布団から出られないというのも、うつ病の方に多い症状です。

一方で、不眠があるとうつ病にかかりやすいという報告も。不眠などの睡眠障害のある方はない方に比べて、うつ病になるリスクが約4倍高いといわれています。

「2週間以上続く不眠は、うつのサインかもしれません。眠れないときは、お医者さんへ」とうたい、内閣府が睡眠の改善を促す「睡眠キャンペーン」(2010年)を行いました。キャンペーンを実施した静岡県富士市や滋賀県大津市では、期間中に自殺者が明らかに増加したことを、内海先生は指摘しています。こうしたことからも睡眠改善のための睡眠薬治療が、自殺を誘発した可能性は無視できないのではないでしょうか。

うつ病は若者だけに限らず、中高年からの発病も多く、誰もがかかりうる病気です。さらに、高齢になると認知症による睡眠障害も深刻です。ＢＺ系睡眠薬が、認知症のリスクを高めるという次のような報告もあります。


仏国ボルドー大学のSophie Billioti de Gage氏は、２０１４年9月の医学誌ＢＭＪに、カナダのケベック州健康保険プログラムのデータベースを用いて、ＢＺ系睡眠薬とアルツハイマー病の発症リスクについて調べた論文を発表しました。

カナダのケベック州では、高齢者のほぼ全員（約98％）の薬剤使用データが長期にわたり蓄積されています。

そのデータベースの中から、初めてアルツハイマー病と診断された１７９６例（ケース群）を特定して6年間追跡し、性別、年齢群、追跡期間が適合した７１８４例

（コントロール群）と、比較検討するという方法（ケースコントロール試験）です。両群の対象者とも、２０００〜２００９年に同地に居住していた66歳以上の高齢者から無作為に選ばれています。

結果は処方日数が90日以下であれば、薬とアルツハイマー病には関連性は見られず、91〜１８０日になるとアルツハイマー病発症リスクが１・32倍、１８０日以上では１・84倍と、累積量が多くなるほど増加することがわかりました。

さらに、短時間作用型ではリスクが１・43倍であるのに対し、長時間作用型では１・70倍であることも報告されています。

この調査の結果からは、**ＢＺ系睡眠薬の累積量が90日分を超えたり、作用時間の長い薬を使えば使うほど、アルツハイマー病のリスクが高まる**ということがわかったわけです。

安全性の高い新薬も登場！

脳の中枢神経に働きかけるＢＺ系睡眠薬のような向精神薬に、うつや認知症との関連があることは、さまざまな報告からわかっています。

さらに、向精神薬系睡眠薬の服用によって脳のホルモン分泌に関わる部分を傷めるとホルモン分泌が乱れるために、全身にトラブルが生じます。実際、脳梗塞や糖尿病といった生活習慣病やガンの発症も、ＢＺ系睡眠薬との関連が報告されています。

さらに、**向精神薬も他の薬同様、肝臓で解毒されるために、長期服用をしている場合には、肝臓障害を招く**不安もあります。

こうした流れを受けて、現在では向精神薬とは別のメカニズムで睡眠をもたらす「メラトニン受容体作動薬」や「オレキシン受容体拮抗薬」といった新たなタイプの睡眠薬が登場してきました。

メラトニン受容体作動薬

商品名　ロゼレム

眠りを導く物質である「メラトニン」の作用を強めることで自然な眠りを促す睡眠薬。自然な眠りを後押しするため、副作用が少なく、耐性や依存性もないとされています。ただ安全性には優れているものの、効果の弱さを指摘する声もあります。

オレキシン受容体拮抗薬

商品名　ベルソムラ

脳の中で、覚醒の維持に関わっている「オレキシン」という脳内物質をブロックして、眠りに導くというメカニズムを持つニュータイプ。オレキシン受容体には、「オレキシン1受容体」と「オレキシン2受容体」の2種類があり、どちらも覚醒の維持に関わっています。ベルソムラは、その両方をブロックすることで、しっかりとした睡眠効果を発揮します。

実は、睡眠障害の1つに、オレキシンが欠乏する「ナルコレプシー」という病気があります。ナルコレプシーは、日中に突然、強い眠気に襲われて眠ってしまうという睡眠発作を起こす病気で、「眠り病」とも呼ばれています。

このことからも、オレキシンをブロックすると眠くなるということがわかってもらえるでしょう。ただし、ベルソムラの服薬で、ナルコレプシーが生じることはないと、発売前の研究で示されています。

ベルソムラは、BZ系や非BZ系ではないため、単純に作用時間を比較できませんが、効きはじめるまでに10〜15分、血中濃度が最大になるのに1〜3時間、作用時間は6〜8時間というバランス型の睡眠薬で、**今後は不眠症の第一選択として用いられる可能性が高いといえるでしょう。**

不眠症治療薬（睡眠薬）の歴史

不眠症の治療薬（睡眠薬）は主に5種類。「バルビツール酸系睡眠薬」にはじまり、これまでは「BZ系睡眠薬」、「非BZ系睡眠薬」などがよく使われてきました。これらはいずれもGABA受容体作動薬に分類される薬です（43ページ参照）。

その後、「メラトニン受容体作動薬」という体内時計を介して眠りをもたらす薬が開発されました（58ページ参照）。

そして、オレキシンという覚醒に関わる脳内物質の働きを抑えることによって睡眠に導く「オレキシン受容体拮抗薬」も開発され（58ページ参照）、より選択肢も増えています。

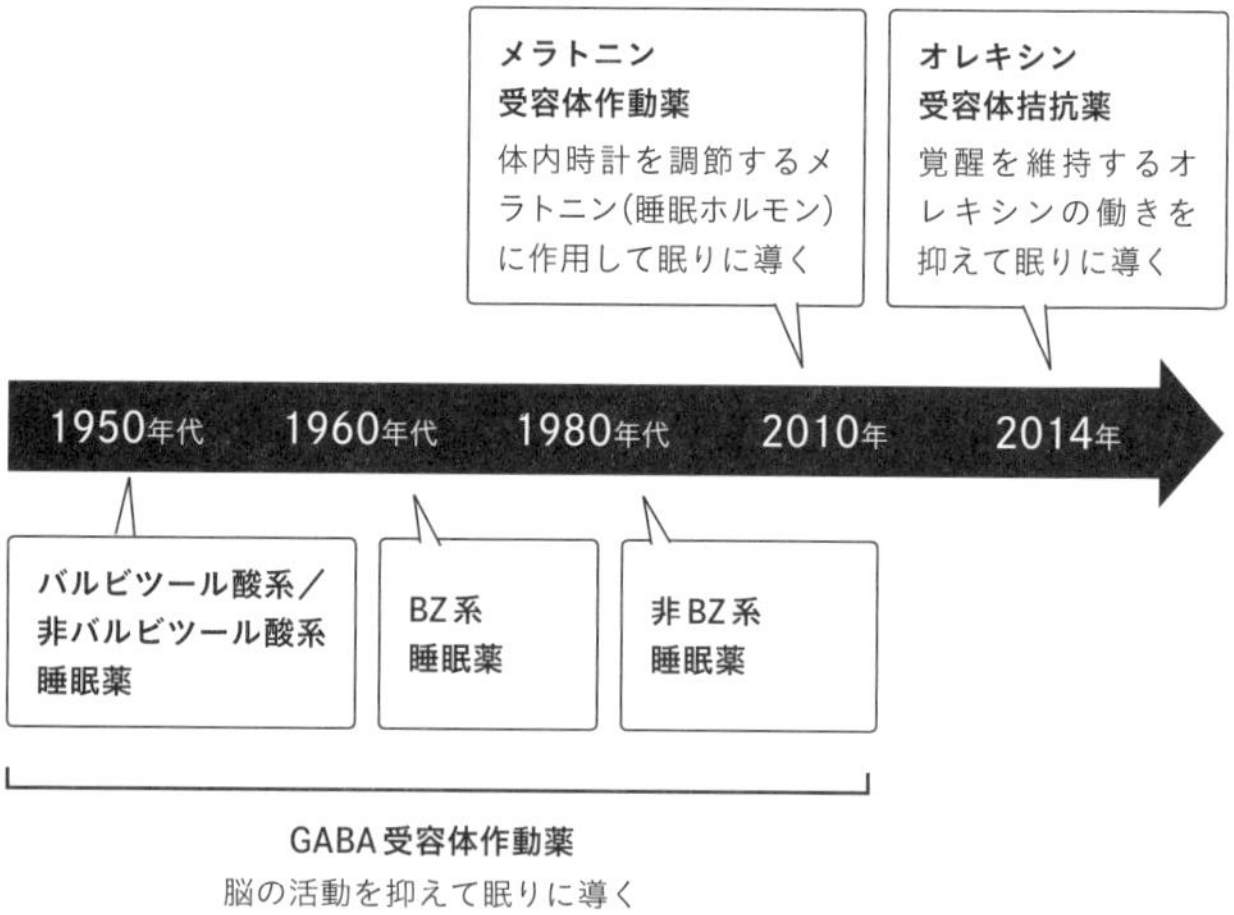

出典：快眠ジャパン http://www.kaimin-japan.jp/medical-treatment/sleeping-pills/

睡眠薬、これだけは守って！

アルコールと一緒に飲まないで！

アルコールと睡眠薬の両方の催眠作用が出るので、翌朝に眠気やふらつきが残ったり、物忘れが生じたりすることがあります。また、アルコールによって睡眠が妨げられることもあるので、一緒に飲むのは厳禁です。

服用のタイミングは、寝る直前に

睡眠薬の作用が現れるのは、服用してから10〜30分が目安。そのタイミングでうまく眠れるようにするのがコツ。あまり早く服用すると、ふらついたり、転倒したりというリスクも。高齢者は特に注意が必要です。

　とはいえ、私は、睡眠薬の効果の半分は、「睡眠薬を飲んだから眠れるはず」という自己暗示によるプラセボ効果だと思っています。そして、本当は睡眠薬が必要な方はそれほどいないとも思っています。

　それでも、どうしても睡眠薬が必要という方もいるでしょうし、必要な場面もあるでしょう。その場合には、これだけは守ってほしいという注意点を、上表にまとめておきます。

　安全性の高い睡眠薬でも、飲まないで眠れるならそれに越したことはありません。

昼に寝ていて問題がないなら、夜眠らなくてもいい。目が覚めてしまったら、そこから起きてしまえばいい。

不眠や睡眠障害の大半は、自分でつくる生活習慣病です。生活習慣を見直すことなく安易に睡眠薬に頼ってしまうと、本当に不眠症という病気になってしまうことを、どうぞ忘れないでください。

第3章

眠りの本質と「睡眠負債」

「睡眠負債」は、罪作りなキーワード

日本では、老いも若きも自分の睡眠に少なからず不満を覚えています。その上、無類の薬好きな国民ですから、国民の約5％の方が睡眠薬やそれに類する抗不安薬を常用しているともいわれています。「睡眠不足が認知症、ガン、重大事故につながるのでは」という不安も後押ししているのでしょう。

そんな方たちの心理を反映するかのように、前述したように2017年にNHKで放送された「睡眠負債が危ない」という番組が話題となり、睡眠負債というキーワードが、その年の流行語大賞のトップ10にランクインしたほどです。

睡眠負債とは、「誰もが毎日一定の睡眠時間を必要としており、それより**睡眠時間**

が短ければ、足りない分が徐々に溜まって睡眠負債となる」ということ。つまり、ちょっとの睡眠不足が、翌日の仕事などのミスを誘発し、それが累積していくと、心身の不調となって現れるということを警鐘する番組でした。長時間労働が問題視されていますが、睡眠負債を生む典型例といえるでしょう。

２０１５年の「国民健康・栄養調査」（厚生労働省）によれば、日本国民の約４割が、「1日の睡眠時間は6時間未満」との回答。番組内では、一番健康被害がない睡眠時間は7～8時間とされており、年齢や性別、日中の活動量などによる影響を含めて考えても、日本人は毎日ちょっとずつの睡眠負債を溜めているようです。

確かに、睡眠不足になると不注意による失敗や、さまざまな病気のリスクを高めることも事実でしょう。このようなテーマでは、チェルノブイリやスリーマイル島の原発事故、スペースシャトルチャレンジャー号の爆発事故といった大事故について語られます。なぜなら、これらの大事故の原因の１つに、整備や運用に携わったスタッフの交代勤務や睡眠不足による不注意があったと報告されているからです。

ここまでの大事故に至らないまでも、そうした諸々のミスによる日本の経済損失は、15兆円にもなるといわれます。でも、それと睡眠薬を飲んで、とりあえず赤字分の睡眠の穴埋めをするのとは、別の問題です。

なぜなら、**人間の脳には、睡眠と覚醒を操作する優秀なプログラムが内蔵されていますので、多少の睡眠不足なら自然にリカバリーできてしまうからです。**

自分を睡眠負債の当事者と決め込んで、あれこれと悩む以前に、睡眠についての仕組みをしっかり理解しておくほうがよほど賢明です。そこで、その一助となるように、この章では、睡眠の仕組みについて説明していきたいと思います。

番組の中で紹介していたのは、**睡眠負債を抱えているかどうかを判断するサインは、「日中に眠気を感じるかどうか」**。そして、睡眠負債を返済するコツは、**「負債も返済もなるべく短時間で抑えること」**。つまり、睡眠不足という累積赤字が大きくなると、一度には返済できないので、なるべく負債を溜めないこと、負債が少しの段階で小まめに返済していくことが肝心と提唱しています。しかし、睡眠負債を返済しないといけないと不安を募らせ、さらに眠れなくなるというのでは、事態を悪化させるだけだと思います。

認知症、ガン、糖尿病、健康面の不安も

▽認知症リスク

睡眠不足によって認知症のリスクが高まるというのは、「**脳の老廃物の除去は、睡眠時に最も活動する**」からなのです。人間の脳は寝ている間に修復されているというイメージです。

アルツハイマー型認知症は、脳にアミロイドβ《ベータ》という老廃物が蓄積することが特徴です。脳は、覚醒している時にせっせと活動し、たくさんの老廃物を産出しますが、それを洗い流す仕組みが、脳脊髄液による灌流《かんりゅう》システム。このシステムは、覚醒時にも作動しているのですが、**睡眠時には活動量が10倍もアップする**といわれています。ですから、睡眠不足になると、老廃物が十分に除去されず、洗い残しの老廃物が蓄積して、アルツハイマー型認知症の引き金になるというわけです。

▽睡眠不足は免疫力にも影響?!

近年の研究によって、睡眠は単なる脳の休息ではなく、老廃物の除去や免疫アップなどの役割があることもわかってきました。

東北大学で、睡眠時間が7~8時間のグループと6時間以下のグループで、ガンになるリスクを比較する研究調査が行われました。男女それぞれ2万人以上を7年以上追跡した調査です。その結果、睡眠薬が6時間以下のグループでは、男性では、前立腺ガンが1・38倍、女性では乳ガンが1・67倍になるという報告でした。

▽肥満だけじゃない！　睡眠障害は生活習慣病である

また、厚生労働省は、「21世紀における国民健康づくり運動（健康日本21）」において、睡眠障害を生活習慣病の1つとして位置付けています。食生活の管理、運動、禁煙・節酒などと同様に、「十分な睡眠の確保」が必要というわけです。

睡眠は生活習慣の一部であり、健康の保持・増進において重要な位置づけにあります。睡眠不足やシフトワークなどの「**睡眠習慣**」、また睡眠時無呼吸や不眠症などの「**睡眠障害**」が睡眠の質を低下させ、生活習慣病の罹患リスクを高め、症状を悪化させてしまいます。

例えば、慢性的な睡眠不足は、体内のホルモン分泌や自律神経機能にも影響を及ぼし、寝不足によって食欲を抑えるホルモンであるレプチンが減少し、食欲を増すホルモンのグレリンの分泌が高まるとされています。

睡眠障害と生活習慣病との悪循環

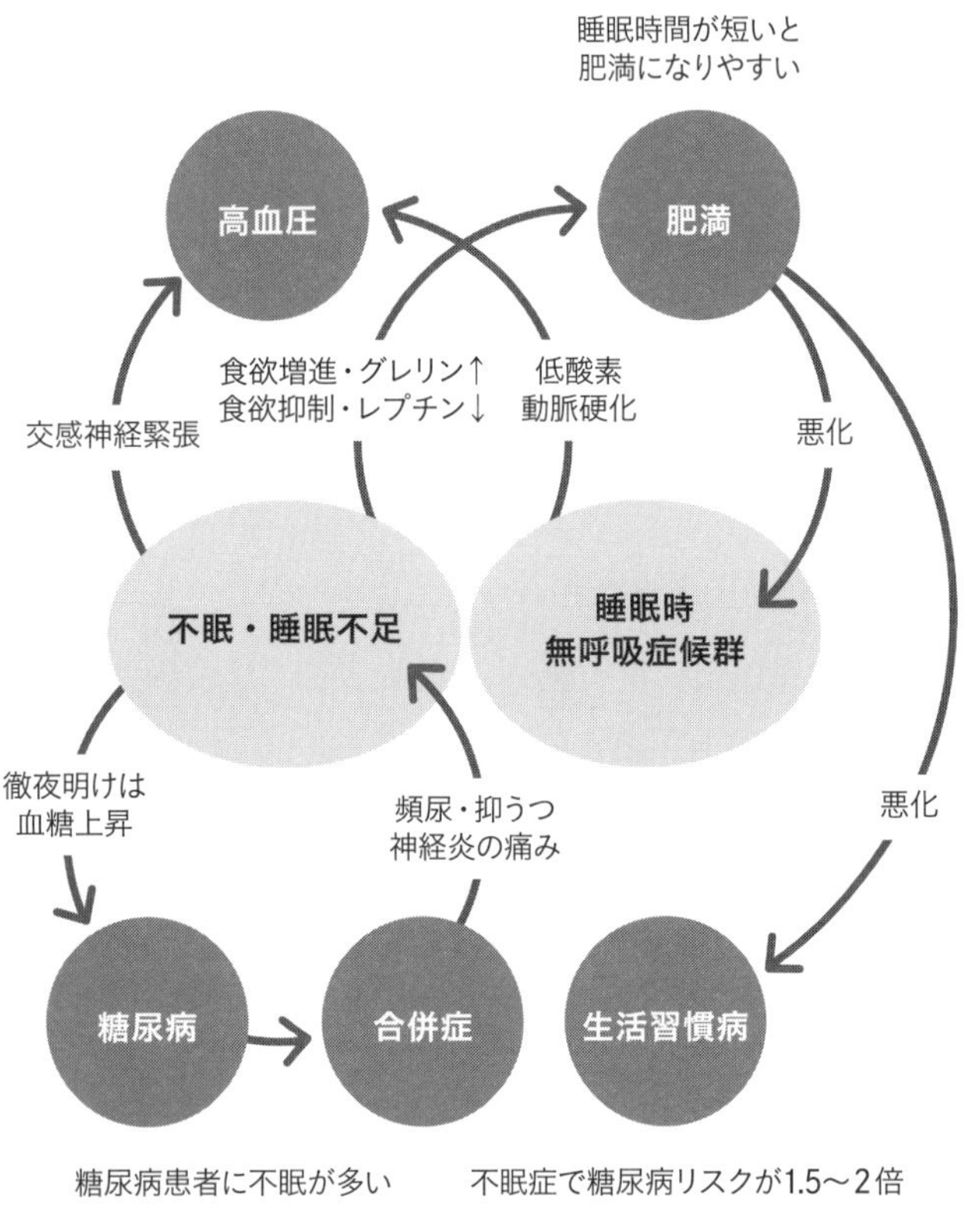

出典:厚生労働省の健康情報サイト「e-ヘルスネット」

こうした摂食ホルモンの変化だけでも、肥満への道筋が見えてきますが、さまざまな研究によって、睡眠不足や不眠症が、高血圧や糖尿病などの生活習慣病を招くのは、次のようなメカニズムではないかといわれています。

寝不足になると自律神経の中でも緊張系の交感神経が優位になるため、血管が収縮して血圧が高くなります。さらに、血糖値を上げるコルチゾールなどのホルモン分泌が高まる一方で、耐糖能（血液中のブドウ糖を代謝する能力）が低下することもわかっています。血糖値を下げるホルモンであるインスリンの効きが悪くなるインスリン抵抗性となるため血糖値は上昇。上がった血糖値を下げるために、膵臓《すいぞう》はインスリンを分泌し続けて疲弊するという糖尿病の図式が考えられるわけです。

実際に、**睡眠不足だと、糖尿病や心筋梗塞、狭心症などの冠動脈疾患などの生活習慣病にかかりやすく、入眠困難や中途覚醒などの不眠症状がある方では、良眠している方の１・５～２倍も糖尿病発症リスクが高まるとも指摘されています。**

一晩に、2種類の睡眠を繰り返している

睡眠負債には、健康面だけでも大きなツケがあるのは、確かなようです。そして、睡眠負債を返済する手立ては、ただ1つ、眠ること。そこで、ここからは睡眠の仕組みについて説明しましょう。

睡眠には、**「レム（REM）睡眠」**と**「ノンレム睡眠」**の2つの種類があります。

REMとは、急速眼球運動（Rapid eye movement）のことで、眠っていてもまぶたの下の眼球がキョロキョロと動いている状態の睡眠のこと。筋肉の緊張が緩み、全身の力は抜けていますが、脳は活動状態。レム睡眠時には、脳に蓄積された情報

２つの睡眠が交互に起きている

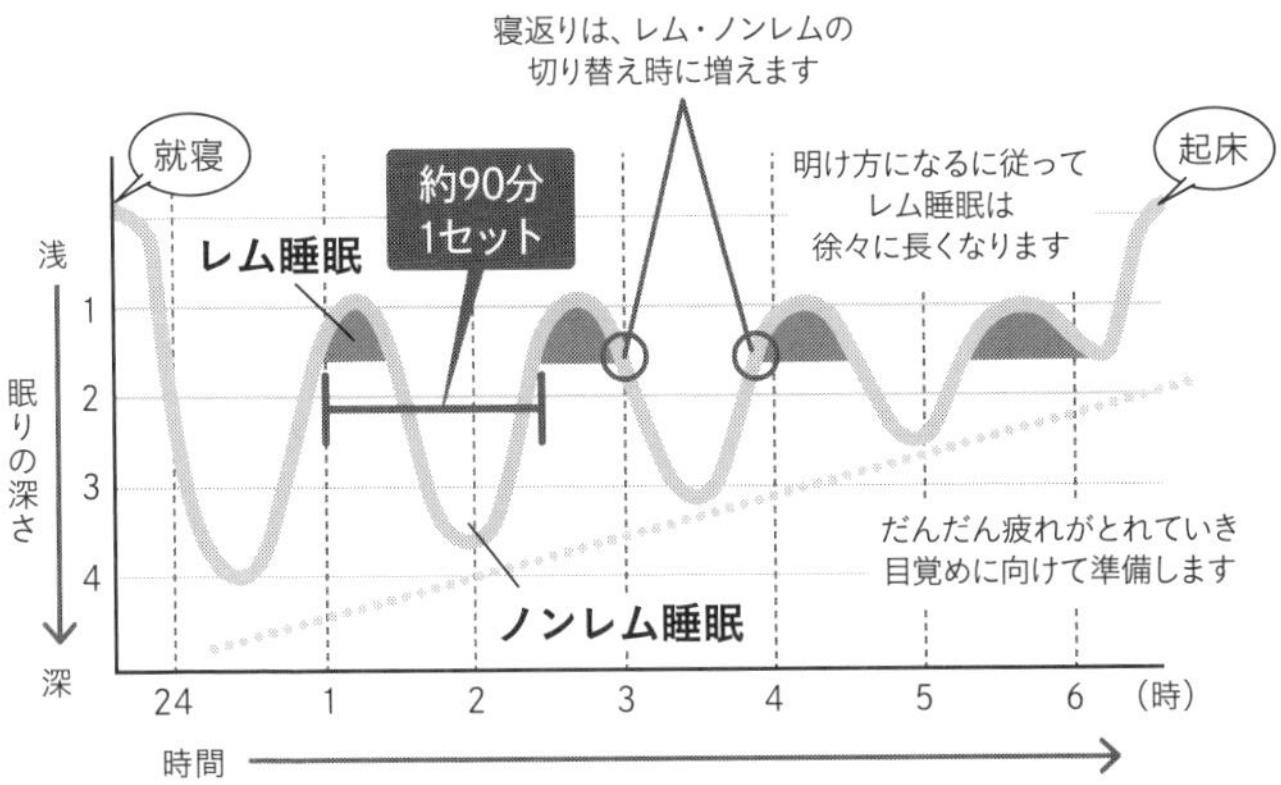

出典：眠りのポータルサイト 安眠総合研究所
http://gotobed.chu.jp

の整理と記憶の固定作業が行われるといわれ、夢を見るのも、この睡眠の時です。

一方の、ノンレム睡眠は、脳も体もぐっすり眠っている状態です。ノンレム睡眠には、**眠りの深さが４段階あり**、第１段階の浅いノンレム睡眠からはじまり、最も深い第４段階になると、次にレム睡眠へと移行していきます。これが睡眠の１単位となり、１単位は約90分。**一晩に４〜５単位の睡眠が繰り返されます。**

一晩の睡眠の中で、前半はノンレ

ム睡眠の割合が高く、後半はレム睡眠の割合が高くなり、だんだん眠りが浅くなることで目覚める準備が始まります。一般に、レム睡眠が減ると体の疲れが抜けず、記憶も定着されにくくなり、ノンレム睡眠が減ると、熟睡感が得られなくなり、免疫などの低下が起こるといわれます。

こうした睡眠のリズムや時間は、年齢とともに変化していきます。赤ちゃんは一日の大半を寝て過ごしますし、幼児になると睡眠にリズムが出てきます。睡眠の老化が出てくるのは30代の後半頃から。高齢になるほど、睡眠時間そのものも減ってきますし、ノンレム睡眠の3～4段階の深い眠りが減ってきます。

実は、**熟睡したという満足感とは、ノンレム睡眠の3～4段階の深い眠りの際に得られるものです。**ですから、深いノンレム睡眠がなくなるほど、「熟睡感がない」「以前ほど眠れない」「途中で目が覚める」といった睡眠に対する不満がつのってくることになります。

世代別、一晩の眠りの経過

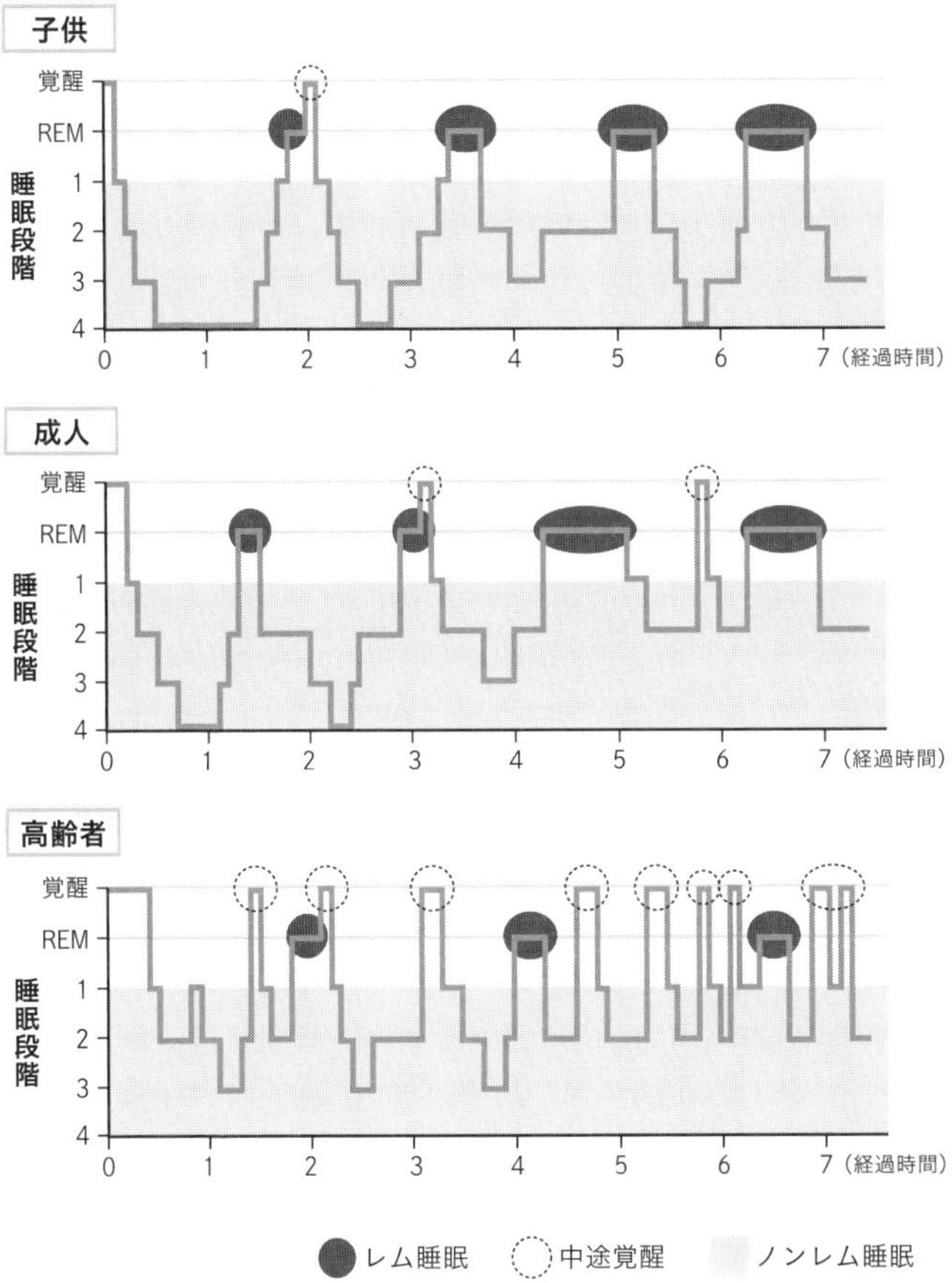

出典：一般社団法人 日本看護学校協議会共済会
https://www.e-kango.net/selfcare/aroma/sleep/vol4.html

そもそも、人間には、なぜ2種類の眠りがあるのでしょう。

『眠りを科学する』（朝倉書店）や『睡眠障害』（講談社現代新書）などの多くの著書がある東京医科歯科大学の井上昌次郎《いのうえしょうじろう》名誉教授は、「睡眠は、脳を眠らせるために脳が行う管理術である」と説明しています。

人間の脳の特徴として、すばらしく発達した大脳があります。体全体で使うエネルギーの約5分の1を、脳が消費するというほど脳はエネルギーを使いますが、その活動の中心が大脳です。**スーパーコンピューター役の大脳のオーバーヒートを鎮静させる仕組みが、睡眠であり、大脳を眠らせるのは、大脳の下にある間脳の視床や視床下部（前脳基底部）、さらにその下にある中脳・橋《きょう》・延髄《えんずい》（脳幹）の役目。**

実際に、脳がエネルギー源として使うブドウ糖消費量は、大脳が眠るノンレム睡眠時には、覚醒時の約40％まで抑えられるといいます。

つまり、**ノンレム睡眠とは大脳をクールダウンするための眠りで、レム睡眠は大**

脳を活性化するための眠りということ。意識や体温をギリギリまで下げてしまう深いノンレム睡眠から、レム睡眠で意識や体温のレベルを上げて、覚醒へと橋渡しをするわけです。

実は、ノンレム睡眠の中枢であるコントロールセンターは、間脳や前脳基底部にあり、レム睡眠の中枢は、脳幹にあります。そして、**それぞれに隣接するように覚醒中枢があります。**これらは、神経細胞のネットワークを介して連絡しています。

さらに、脳の中には、くまなく循環している水路があって、水路の中には脳脊髄液が流れています。脳による睡眠指令は、神経回路だけでなく、**脳脊髄液にも「睡眠物質」を流し込んで、水路を利用した情報伝達まで行っているのです。**睡眠物質とは、寝不足が続くなどの睡眠欲求の高い状態になると出現する物質で、睡眠を引き起こしたり、睡眠を維持したりする働きをするものです。

眠くなるのは朝の光を浴びて約14時間後

こうした睡眠のリズムは、私たちの体に備わっている2つのシステムによって調整されています。1つ目は、**「体内時計（概日《がいじつ》リズム）機構」**による調整で、2つ目は、**「恒常性維持機構（ホメオスタシス）」**です。わかりやすくいえば、「夜になったから眠る」というのが、体内時計機構によってもたらされる眠りで、「疲れたから眠る」のが、恒常性維持機構による眠りです。

人間の睡眠と覚醒には、約1日を周期とした概日リズムがあり、その中枢となっているのが**脳の視交叉上核《しこうさじょうかく》にある体内時計**です。視交叉上核とは、脳内の視床下部に位置する小さな神経細胞の集団のこと。

体内時計は、睡眠と覚醒、活動や休止などの行動や認知のほか、体温や血圧といった自律神経、ホルモン分泌、免疫、代謝などについても、約１日を周期としたリズムで管理しています。

かつては、体内時計の設定というのは、1日が約25時間といわれていましたが、現在では、体内時計の1日の周期の平均は24・18時間（24時間11分）。これは、１９９9年に米国のハーバード大学が測定したアメリカ人の体内時計周期です。

日本人の場合は、秋田大学大学院医学系研究科の三《み》島《しま》和夫《かずお》教授が測定した24・17時間（24時間10分）が平均です。あくまで、平均値ですから、それより長い方もいれば、短い方もいます。

体内時計機構の中心になるのが、**メラトニンという睡眠ホルモン**です。メラトニンは、外界の明暗に左右されるという大きな特徴があるため、暗くなるとその分泌量が増して眠くなります。メラトニンは、このユニークな性質によって、体内時計のリセットという場面で大きな役割を演じているのです。

まず、太陽の光が目から入ると、視神経を通じて脳にある視交叉上核に刺激が届き、神経を通じてメラトニンを作る松果体《しょうかたい》にも情報が伝わります。情報を受け取った松果体では、メラトニンの分泌が抑制され、それを合図に体内時計をリセット。睡眠から覚醒へとスイッチが切り替わり、体内時計のズレが修正されて、1日をスタートすることができます。

夜、メラトニンが分泌されるためには、メラトニンの材料であるセロトニンというホルモンが日中にしっかりと分泌される必要があります。そのためには日中に太陽光をしっかり浴びてください。

さらに、**メラトニンは、光を感知してから約14時間後に再び分泌が開始されるようにプログラムされています。つまり、夜の何時頃に眠くなるのかというのは、朝の時点で設定済みということです。**

体内時計をコントロールするメラトニンの仕組み

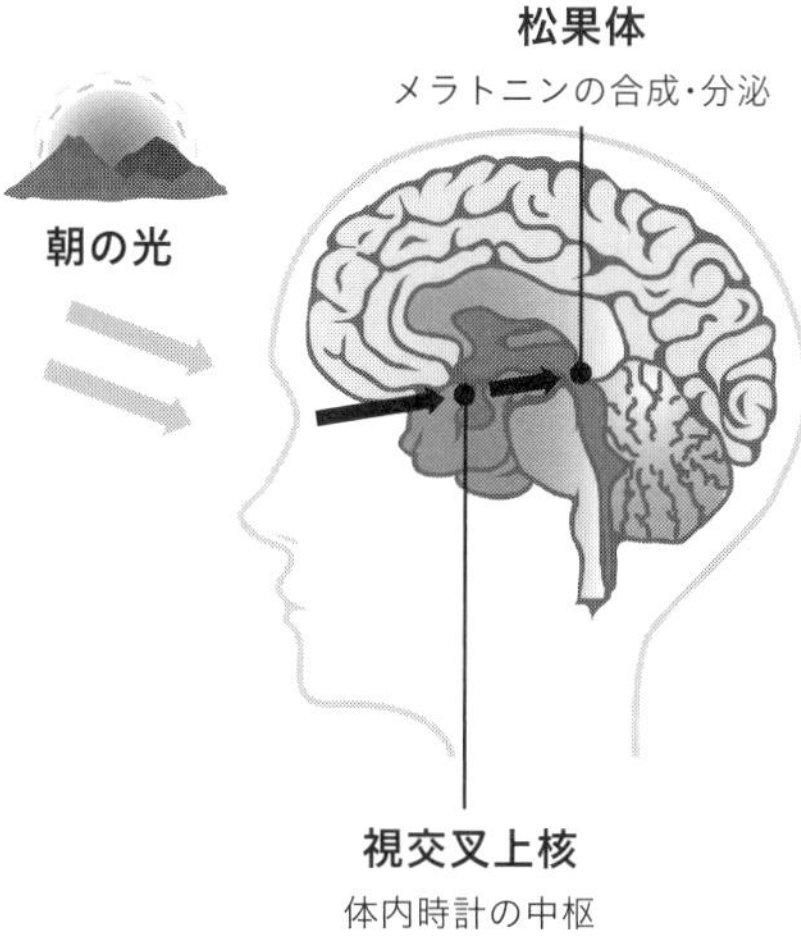

1 太陽の光が目から入り、体内時計のある視交叉上核に刺激が伝わる

2 視交叉上核が光の情報を受け取ると、松果体に伝えられる

3 メラトニン分泌が抑制され眠気がとれて目覚める（体内時計のリセット）

4 太陽の光を浴びてから約14時間後にメラトニンの分泌が開始される

5 体の内部の体温（深部体温）が下がり、眠くなる

出典：『毎朝スッキリ起きる技術』梶村尚史監修（光文社）

睡眠ホルモンと覚醒ホルモンの分泌リズム

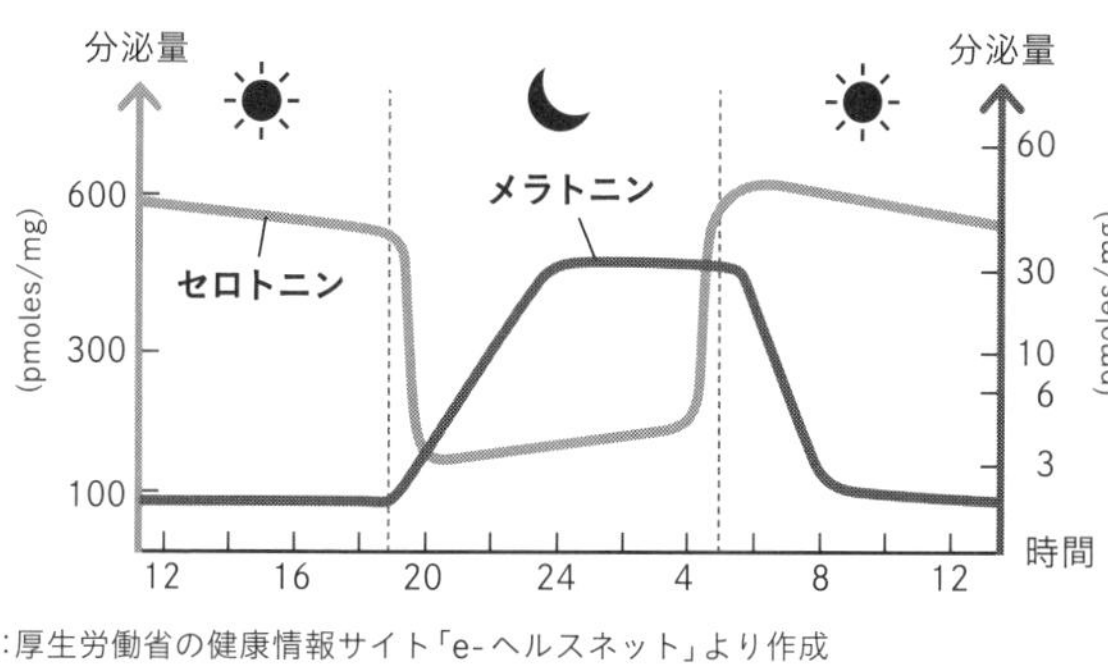

出典：厚生労働省の健康情報サイト「e-ヘルスネット」より作成

もう1つの恒常性維持機構とは、常に体の状態を一定に保とうとする働きのこと。睡眠不足が続くと、これを調整するために睡眠物質が脳に溜まり、脳の活動を低下させるように働きます。

これが、多少の睡眠不足なら自然にリカバリーするというシステムです。よく睡眠は量より質といいますが、**睡眠の質とは3〜4段階の深いノンレム睡眠を指しています。深いノンレム睡眠が増えるほど、眠りの質がいいということ。**なぜなら、深いノンレム睡眠の間に、成長ホルモンが集中して分泌され、大脳を回復させることができるからです。深いノンレム睡眠が子どもに多く現れるのは、体を作る細胞が増えたり、修理・点検をしたりするため。成長ホルモンによって、骨が太く、長くなり、筋肉が大きく、強くなり、グングンと成長していくのです。大人にとっても、成長ホルモンは重要で、細胞の修復などのメンテナンスが行われます。

ですから、成長ホルモンは、子どもにとっては「脳を作り」、大人にとっては「脳を守る」という働きをしていると考えられているのです。

▽睡眠物質が眠りの質をカバーしてくれる

そして、**睡眠不足になると、脳はギュッと濃縮した眠りを出現させて、不足分を補うという荒手を使ってきます。**つまり、深いノンレム睡眠を優先させるような「**熟睡圧**」をかけるのですが、この場面で活用するのが**睡眠物質**です。睡眠物質が大量に放出されると、あっという間に眠りの沼に引きずり込まれてしまいます。徹夜明けに、倒れこむようにして横になり、そのまま熟睡してしまったことは、誰にでも経験があるのではないでしょうか。

つまり、長く起きていて睡眠不足が生じた場合に、脳にはそれを埋め合わせるプログラムがあるのです。これを「**はねかえり現象**」といいますが、寝不足を補うために、長く寝る必要は、まったくないということです。

また、**睡眠プログラムでは、不足を補うことはできても、貯蓄のシステムはありません。**睡眠不足の事態を予想して、前もって寝だめをしても効果がないことも知っておくといいでしょう。

認知症は体内時計を狂わせる

体内時計機構と恒常性維持機構は、互いに補いあって、睡眠と覚醒のリズムを調整していますから、どちらかのシステムに不具合が生じても睡眠のリズムが乱れ、さまざまな不眠症状が出現してきます。

例えば、**高齢者の場合には、加齢に伴ってメラトニンの分泌が低下してきますから、体内時計の精度も下がるのは、ある意味で仕方ないことです。**そのため、睡眠時間が短くなったり、浅くなったり、早朝に目が覚めたりといった不眠の不具合が出現してきます。さらに、認知症になると、健康な高齢者にありがちな睡眠の不具合が、より深刻になってしまいます。

認知症の中でも**アルツハイマー型認知症は、体内時計のある視交叉上核に変性が生じやすいのが特徴です。**睡眠と覚醒についての長さや深さ、そのリズムは体内時計がコントロールしているため、体内時計の精度が落ちると、短時間の眠りが断続的に続いたり、昼夜が逆転したりと、不規則なリズムの睡眠になります。

また、アルツハイマー型認知症に次いで多いレビー小体型認知症は、レム睡眠のスイッチのＯＮ／ＯＦＦを切り替え、睡眠時の筋肉の緊張をコントロールする脳幹に変性が生じます。そのため、「レム睡眠行動異常」が起こり、夢を見て奇声を発したり、暴れたりといった症状が現れてきます。

こうした**認知症に対して、睡眠薬を処方することも多いですが、それによってせん妄（時間や場所が急にわからなくなる見当識障害、幻覚・妄想、情動・気分の障害）が生じたり、ふらつきによって転倒し骨折したりする事故も多くなります。**

さらに、**アルツハイマー型認知症では、脳内の催眠作用に密接に関わっているB**

Z受容体も損傷してしまうため、BZ系の睡眠薬の効果が得られにくいという指摘もあります。

そのため、体内時計のリズム調整を促すために、日中に運動したり、昼間に太陽光をたくさん浴びることが、治療として行われています。実際に、太陽光をたくさん浴びるほど、尿中のメラトニン代謝産物が増加することがわかっています。

快眠メソッドは、ほどほどでいい

睡眠負債のような情報は、確かに睡眠の大切さを再認識させるものですが、同時に、ますます眠れないことに対する不安感をあおる心配もあります。

寝ても疲労がとれないということであれば睡眠負債も考えられますが、適正な睡眠時間にも個人差があるのではないでしょうか。

▽体内時計、睡眠時間、朝型・夜型は個人差があって当然

実際に、３時間睡眠でＯＫというような**ショートスリーパー**という方もいるのです。ショートスリーパーとは、６時間未満の睡眠で日中も十分に活動ができる方のこと。これに対し、９時間以上の睡眠が必要な**ロングスリーパー**もいます。

ショートスリーパーの代表がエジソンで、睡眠時間は１日４時間。片や、ロングスリーパーの代表といえばアインシュタインで、１日10時間の睡眠が必要だったといいます。近年の研究では、ショートスリーパーでもロングスリーパーでも、眠りの質に関わる深い眠り（徐波《じょは》睡眠）には、違いがないことがわかっています。徐波睡眠とは、ノンレム睡眠のうち、深い睡眠（熟眠感）に関わる3、４段階に相当する睡眠のことで、脳波の特徴として周波数の低い成分（徐波成分）が中心となるため、このように呼ばれています。

睡眠時間の差は、体内時計の周期の差だといいますが、日中の生活に大きな支障がないのであれば、個人差のレベルと考えていいと思います。

また、早起きが苦にならず午前中からバリバリ働ける「**朝型タイプ**」や、夜になるほど集中力がアップする「**夜型タイプ**」があります。これを決めるのは、体内時計の周期と環境の2つの要素です。朝起きて疲労感がなければ、朝型ですから、社会のリズムと合わせることに苦労はありません。

さらに、年齢によっても、睡眠サイクルは変わり、高齢になるほど早寝早起きになっていく傾向があります。

第4章

減薬・断薬するには？

睡眠薬の服用は、いつも不安と背中合わせ

不眠の初期症状は、なかなか寝つけない、眠った気がしない（眠りが浅い）という程度の睡眠不調だったはずです。仕事や家庭でのストレス、持病の腰や股関節の痛み、更年期の体調不良など、さまざまな原因で受診して、かかりつけの病医院で処方され、何となく飲み始めた睡眠薬。まず一錠だけ、と一時しのぎのつもりが、処方は続き、服用は長引くばかり……。「眠れないのはつらいから、また飲んでしまうけれど、このままでいいはずがない」という不安は、睡眠薬を服用する多くの方につきまとっているのではないでしょうか。

日本では、**安易に睡眠薬が処方されやすい環境にありながら、一方で睡眠薬に対するネガティブな印象が強く根付いています。**「どれくらいの期間、他の人は服用しているんだろう」という疑問をお持ちの方も多いと思います。

２０１４年に発行された『睡眠薬の適正使用・休薬ガイドライン』（三島和夫編集、じほう）は、睡眠薬の使用法を中心にまとめられた指南書です。睡眠薬を処方する立場にある一般医が、臨床で遭遇するさまざまな状況を想定し、患者さんからの質問に回答するＱ＆Ａの形で編集されています。ユニークなのはＱ＆Ａの回答に一般の睡眠薬利用者向けの説明もされていること。睡眠薬の種類、初期から慢性期にどのような治療がなされるべきか、治療終了のゴールをどこにおくべきかなど、一般の方が抱く不安や疑問が解決されるような工夫が施されています。

この虎の巻が発行されるに至った背景には、高齢化や震災、経済問題などによるさまざまなストレスから、「難治性の不眠症患者が増加していることに加えて、漫然とした長期使用による依存や乱用」が見受けられること、「睡眠薬を含む向精神薬について、医療関係者が知識不足で不適切な処方をしている」ことなどを理由としてあげています。

ガイドラインには、日本人が睡眠薬に対して、どのような不安要素を持っているのかというデータも示されています。

具体的な不安要素としては、「睡眠薬がやめられなくなる（依存・離脱症状）」が51・5％と圧倒的に多く、次いで「効果が弱くなり量が増える（依存・耐性）」が23・0％、「翌日の眠気や能率低下（持ち越し）」が19・3％、「大量服用すると死んでしまう（安全域）」「他剤との飲み合わせが心配（相互作用）」「認知症になりやすい（神経毒性）」というように続きます。

さらに、安心できる服用期間としては、「1回でも不安」が20・9％、「1週間以内なら」が30・0％、「わからない」が30・6％と最も回答した方が多くなっています。

日本人が抱える睡眠薬服用に関する不安・心配（上）、安心できる服用期間（下）

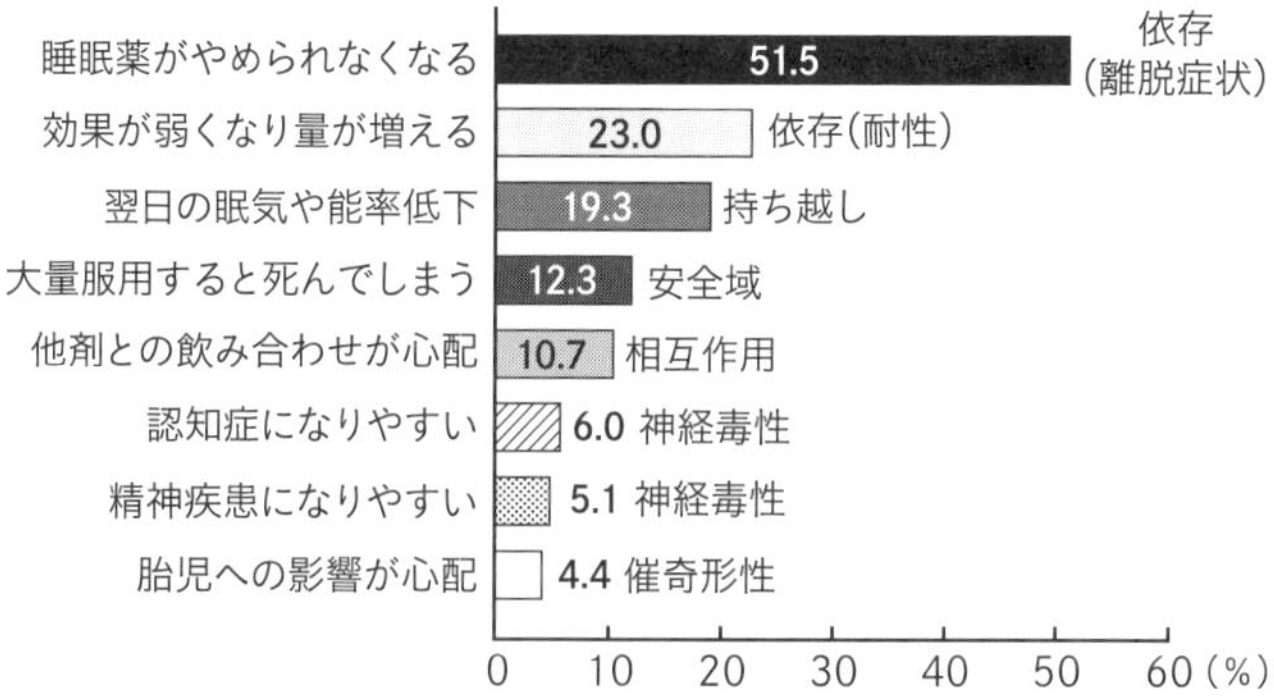

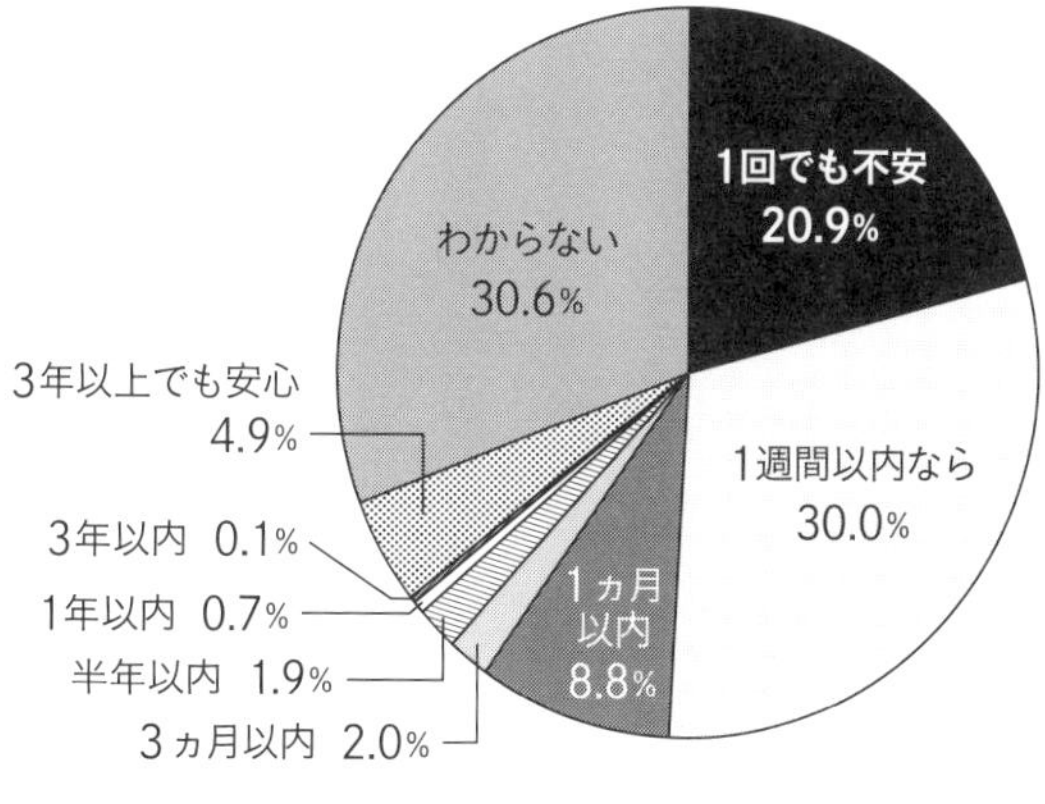

出典：三島和夫　日本人における睡眠薬の使用実態とその問題点に関する研究。厚生労働科学研究費補助金・長寿科学総合研究事業「『高齢者に対する向精神薬の使用実態と適切な使用方法の確立に関する研究』平成20〜22年度総合研究報告書、2011：165-188」をもとに作成

眠れないから睡眠薬を服用しているけれど、心のどこかにずっと心配や不安が巣食っている、そんな睡眠薬利用者の本音が透けて見えるようです。

このガイドラインのゴールは、睡眠薬をやめること。不眠が改善すれば、睡眠薬は飲み続けるべき薬ではないとしています。私は、本書でさらに強く減薬や断薬の必要性をみなさんに理解してもらい、不安を抱えながらも漫然と服用している睡眠薬を手放してほしいと願っています。

この章では、**本気で減薬、断薬をする方法を考えていきます。睡眠薬を使って睡眠時間を増やせたとしても、睡眠の質は伴っていたでしょうか。大脳を休ませるような眠りを、睡眠薬でつくり出せたでしょうか。**昔と同じように、8時間の睡眠を得るために睡眠薬を飲む必要があったのでしょうか。こうしたことをきちんと考えると、暗い睡眠薬のトンネルから抜け出す道筋が見えてきます。

まず、**自分に処方されている睡眠薬で、自分の不眠は改善できるのかを確認すること**から始めましょう。思い込みが不眠症をつくっている場合もあるのです。

次に、薬を飲んでいるなら減薬や断薬をする際に最も足かせとなる睡眠薬の副作用症状を正しく理解して、不調が副作用によるものであると認識することが大切。そして減薬、断薬の具体的な方法へと進めていきます。

不眠症のタイプごとに、処方される薬は異なる

そもそも不眠症とは、夜中に眠れないという症状が顕著な病気です。眠れないことから、日中の活動に大きな影響が出たり、うつや生活習慣病などの心身の病気を招いたりすることが予想される場合には、不眠を病気としてとらえて改善しようと

いうことになります。現在、不眠症は原因によって主に次の3タイプの病名に分類され、タイプごとに治療法が選択されるようになっています。

●過覚醒型

眠れないという経験が引き金となり、眠気以上に不安や緊張による目覚め感が強まるのが「過覚醒型」です。入眠困難、中途覚醒などが高じてしまうと、このタイプの不眠症になります。震災などの急激なストレスから発症することも多く、心配性で生真面目な方ほどかかりやすいことも知られています。

このタイプでは、実質的な睡眠時間は短くなっているわけですから、集中力が低下したり、倦怠感や疲労感を強く覚えたりと日中の生活レベルが下がることは否めません。

心身の不調から、うつ病、心筋梗塞、脳梗塞、生活習慣病といった病気にかかりやすくなることなどを考えると、睡眠薬によって睡眠時間を確保しようという治療法が適用されます。選択されるのは、主流であるＢＺ系や非ＢＺ系の睡眠薬。

●睡眠恒常性異常型

次は、高齢者に多い「睡眠恒常性異常型」です。高齢になるほど長い時間は眠れなくなりますし、浅い眠りが多くなるのは、当然のこと。それなのに、高齢者ほど早寝早起きを実践し、早い時間から寝床に入る習慣があります。ただでさえ長く眠れないのですから、どうしても中途覚醒や早朝覚醒が生じることになります。

また、昼寝が長すぎて夜の睡眠が妨げられるというケースもありますし、家に閉じこもってばかりの生活になれば、運動をしたり人付き合いをしたりする機会も少なくなるでしょう。これでは、夜に眠れなくなるのは当然なのですが、「眠れない、眠らなければ」と必死になりますし、「ほとんど寝られない」と訴えてきます。

こうしたタイプは、家族に確認すると、「昼はいつもウトウトしている」という証言が得られることも多く、本人の訴えだけで睡眠薬を処方されては一大事。なぜな

あなたの不眠症はどのタイプ？

過覚醒型	睡眠恒常性異常型	概日リズム障害型
なかなか寝つけない（入眠困難）、夜間に目が覚める（中途覚醒）などの不眠症状が重症化する例。急激なストレスなどでも陥りやすい。	高齢者に多い。加齢に伴い睡眠時間は自然と減るのに寝つけない、中途覚醒や早朝覚醒など目が覚めてしまうことに悩んでしまうタイプ。	夜型の生活やシフト勤務が原因で就寝時刻に寝つけない、週末寝だめするタイプ。睡眠時間帯がいつもバラバラ。体内時計が狂うことで起きる。

ら、こうした不眠のタイプは、実質的な睡眠時間が不足しているわけではないので、本当に必要なのは薬ではなく、生活指導だからです。

●概日リズム障害型

最後のタイプは、夜型の生活が高じたり、仕事で夜勤シフトがある方に生じやすい「概日リズム障害型」。このタイプでは、遅くならないと寝つけない、定時に起床ができない、睡眠時間帯がいつもバラバラ、昼夜が逆転しているといった不眠症状が現れます。概日リズム障害による不眠は、若い方に多く、社会的に望ましい生活時間と自分の体内時計がズレていることが原因です。

概日リズム障害型のような場合は、体内時計を調整する必要があります。そのために有効な睡眠薬は、**メラトニン受容体作動薬。**

このように、不眠にも生活習慣や加齢、精神面などさまざまな原因が作用しています。

私は、昼でも夜でも睡眠時間が確保できていて、日常生活にさほど困っていないのであれば、不眠は無理に解決しなくてもいいのではないかと思います。ただ、仕事や学業に差し支えたり、あまりに不眠の症状が深刻であれば、それは治療の対象になるかもしれません。その際には、不眠のタイプをしっかりと見極めて、症状にあった睡眠薬処方や睡眠指導をしてほしいものです。

副作用の面から、睡眠薬を考えてみる

次に、減薬や断薬をする際に、最も知っておくべき睡眠薬の副作用の具体的な症状を中心に説明したいと思います。まずは、第2章49ページで説明した睡眠薬の副作用について、もう一度、思い出してみてください。

●持ち越し効果（眠気が残る）
●反跳性不眠、離脱症状（薬がないと眠れなくなる）
●筋弛緩作用（ふらついたり、転倒したりする）
●健忘（一時的に記憶が飛ぶ）

持ち越し効果は、中間作用型や長時間作用型の睡眠薬を服用したり、短時間作用型の服用量が多かったりする場合に生じる症状です。つまり、薬の作用が長く続きすぎるために、起床した後にも眠気が残ってしまいます。

反跳性不眠、筋弛緩作用、離脱症状、健忘は、ＢＺ系睡眠薬の特徴。ＢＺ系や非ＢＺ系の睡眠薬は、抑制系の神経伝達物質であるＧＡＢＡの作用を増強して神経細胞の興奮を抑え、睡眠をもたらすものです。ＧＡＢＡ受容体にくっついているＢＺ受容体には、ω《オメガ》１や２といった複数のタイプがあり、ω１には催眠効果が、ω２には筋弛緩作用や抗不安作用があります。

そのため、ω１、２どちらの受容体にも結合するＢＺ系睡眠薬の場合には、催眠効果だけではなく、不安の軽減や筋肉の緊張緩和なども同時に期待できるわけです。不安が強く、緊張型の方には有効とされている反面、反跳性不眠やふらつき、短時間作用型の場合、健忘などの副作用が顕著に生じることがわかっています。

ガイドラインでも、不眠症状として寝つきが悪い入眠困難型であれば短時間作用型の睡眠薬を、睡眠の途中で目が覚めやすい中途覚醒や思っているより早く目覚めてしまう早朝覚醒といった睡眠維持障害型であれば、より長めの作用時間がある睡眠薬が推奨されています。

果たして、自分の不眠症状に適応する睡眠薬が選ばれているでしょうか。

多剤処方よりは単剤処方にすべき

さらに、入眠困難に加えて中途覚醒や早朝覚醒もあるような場合に、複数の種類の睡眠薬が処方されているようなら注意してください。**睡眠薬の長期の服用を避けるために、基本的には単剤処方が選ばれるべきです。作用時間の異なる睡眠薬を併せて処方する多剤処方は、効果より副作用のほうが勝るといわれ、副作用を複雑に**

する大きな原因にもなります。

本来、睡眠薬の処方については、入眠困難型や睡眠維持障害型といった不眠症の特徴や重症度だけでなく、不安やうつによる心身の緊張が強いかどうか、過去にも睡眠薬を服用したことはあるのか、睡眠薬以外でも薬に依存した経験はあるのか、飲酒の習慣があるのかなどの要素も含めて検討されるべきです。

加えて、年齢や合併症の有無、性格についての情報も必要でしょう。性格においては、処方された薬を疑わない、医師を頼りすぎる、いつも不安がつきまとっている、何事においても心配性であるというような方に対しては、より慎重に診察をするべきであると、ガイドブックにも説明されています。

まさにその通り。**あなたのかかりつけ医は、こうした問診や診察をした上で、睡眠薬の処方をしてくれましたか。もう一度それを考えてみてください。**

何度もいいますが、**ＢＺ系や非ＢＺ系の睡眠薬は、中枢神経に働きかける向精神薬です。**気やすく「眠れるお薬」を処方してもらっては困ります。**睡眠薬は、何と**

なく服用するには危険すぎますし、「心配して処方してくれてありがたい」と感謝するような薬では、決してありません。

▽多剤併用は、お薬手帳でチェック！

長期の服用、多量の服用に加えて、何種類もの薬を飲む多剤併用も睡眠薬の副作用を重症化する大きな原因といえるでしょう。薬の飲み合わせが懸念される多剤併用ですが、複数の睡眠薬を服用したことで起きた事故については、あるお笑い芸人さんのケースが記憶にあるのではないでしょうか。

彼が服用していたのは、次のような薬です。

- 「ベルソムラ」（オレキシン受容体拮抗薬）20㎎
- 「レンドルミン」（ＢＺ系の短時間作用型睡眠薬）０・25㎎
- 「アレジオン」（抗アレルギー薬）20㎎

これらを牛乳で服用して車を運転し、服用から10分後に運転中に意識を失ったそうです。

オレキシン受容体拮抗薬は、覚醒を維持する「オレキシン」というホルモンが受容体に結合するのを阻害する新タイプの睡眠薬。眠りの質を高める目的で処方されたものでしょう。

BZ系の短時間作用型睡眠薬は、熟睡できる薬。家に帰ってすぐ眠れるようにと、眠りを誘う2種類の薬を運転前に飲んでしまったわけです。

さらに、彼はアレルギー体質でもあり、抗アレルギー剤も併用していたようです。

多剤併用については、複数の不眠症状が重なっていることから処方される場合もあれば、別々の診療科から別個に処方されてしまうケースもあります。特に、高齢になるほど複数の病気を合併するようになり、老年科外来では平均4・5錠の薬を併用しているというデータもあります。

日本老年医学会による「高齢者の安全な薬物療法ガイドライン2015」では、**「特に慎重な投与を要する薬物」についてリストアップされており、その中には、BZ系睡眠薬や抗不安薬が記載されているのです。**

こうした多剤併用を防ぐには、ぜひ「お薬手帳」を活用してください。

お薬手帳は、患者さんがこれまでに処方された薬の名前や量を継続的に記録するための手帳で、過去に副作用などの経験があれば、それも併せて記録します。

内科や整形外科、眼科や歯医者などの複数の病医院へ通院していても、**お薬手帳は、患者さん一人に対して1冊が原則**です。中には、複数の病院に通院していることを知られたくないためか診察券のように、病院ごとに手帳を分けている方などもいて、十分に浸透して活用されているとはいえない現状もありますが……。

ただ、少なくとも、お薬手帳を1冊にまとめて活用していれば、病医院ごとに処方される薬の重複は防ぐことができますので、安全面からも経済面からも有益です。

「依存＝薬をやめられない」を自覚することが、断薬への近道

先の睡眠薬に対する不安や心配の要素の中でも、突出しているのが、「睡眠薬がやめられなくなる」という依存です。ここで、依存について整理しておきます。

依存には、**「精神依存」**と**「身体依存」**があります。精神依存とは、薬に対する「渇望」が核となり、薬を飲むことによる快感を、再び味わいたいという欲求や衝動が生じることです。

これに対し、身体依存には、薬を飲むうちに体が慣れてしまい、**増量しないと効果が薄くなる「耐性」や、休薬しようとするとさまざまな不調が出現する「離脱（禁断症状）」があります。睡眠薬では、主として身体依存が問題になります。**

睡眠薬を休薬すると、服用する前のように眠れなくなったり、前より不眠症状が悪化したりといった訴えが多く聞かれます。さらに重度になると、**不眠以外にも強い不安が生じたり、肩こり、頭痛、筋肉痛、手の震え、発汗のほか、痛みなどの刺激に対する感覚が以前と変わったり、過敏になったりすることもあります。**

ひと昔前の**バルビツール系の睡眠薬は、特に離脱症状が強い**ことで知られていました。悪夢、幻覚、せん妄、けいれんなどが出現し、中毒死に至る事例も少なくなかったため、多くの国で使用制限された薬です。**日本でも、臨床ではほとんど使われなくなったとはいわれますが、いまだ処方が可能な状態のままです。**

さらに、BZ系睡眠薬の場合には、常用量は増えなくても休薬をすると離脱症状が生じることがあり、これを**「常用量依存」**といいます。この場合、耐性は生じていないとしていますが、果たしてどうなのでしょう。

日本の緩い規制が副作用を深刻に……

イギリスのガイドラインでは、ＢＺ系は短期間の救済措置として使う薬で、処方は4週間以内です。フランス、香港、台湾でも不眠症の治療に使えるのは4週間までです。

さすがに、日本でも2014年からは、「1回の処方において、3種類以上の抗不安薬、3種類以上の睡眠薬、4種類以上の抗うつ薬又は4種類以上の抗精神病薬を処方した場合、原則的に（医療機関が得られる）診療報酬を減額する」という罰則が設けられ、**実質的に睡眠薬は2種類までしか処方できなくなりました。**

また、処方期間については、**「1回で処方できる睡眠薬は30日分（種類によっては**

90日）まで」という決まりもありますが、30日後に診察に行けば簡単に継続できるのは、みなさんもご存知の通り。日本の睡眠薬事情がこうしたものであることは明白な事実です。

こうした土壌があれば、睡眠薬はいくらでも手に入れることができますから、耐性ができるのは造作ないことです。断薬を中心とした活動を続ける先の内科医の内海聡先生は、「1日でも服用すれば、耐性はできる」とし、眠れないことに悩む方が「睡眠薬で簡単に眠れる」という体験をすれば、すぐに依存が作られてしまうと警告しています。

内海先生は、体内で耐性が作られていく仕組みについて、次のような興味深い説明をしています。

BZ系のように脳内にある受容体に作用する薬を、毎晩のように飲み続けていると、同じ物質がどんどん投入されるため脳内で余剰が出るようになります。この状態で、すべての受容体に結合してしまうと作用が強すぎるため、**体が受容体の数を減らして作用の加減をするようになります。**これが**「ダウンレギュレーション」という現象で、耐性というのは、この状態のこと。**受容体の数が減れば、同じ種類と量では、薬の作用も弱くなってしまいますから、**次はもっと強い薬に変えるか、はたまた増量するか。まさに負のスパイラルです。**

ダウンレギュレーションは、まだ仮説の段階のようですが、さもありなんという印象です。しかも、**受容体にくっつきそこねた物質は体内に残る**といいます。そうなると、**脂溶性である睡眠薬の貯蔵先は脂肪細胞の中。脳も脂肪の塊ですから、脳内の神経細胞と神経細胞の間、細胞膜の脂肪組織に、神経毒が蓄積されていくというわけです。**

実は、この話には、さらに怖いシナリオがあります。ＢＺ系や非ＢＺ系は、抑制系の神経伝達物質であるＧＡＢＡに対して作用しますから、ＧＡＢＡの受容体が減ると、**GABAの役割である安心やリラックスをもたらす働きが低下するために、睡眠薬を飲むほどに不安や緊張が強くなり、ますます眠りからは遠のき、睡眠薬が手放せなくなってしまいます。**睡眠薬の離脱症状の1つである強い不安感には、こうした仕組みがあると考えられます。

さらに、**筋弛緩作用がある睡眠薬の場合**には、服用を中止すると副作用として、**服用前の2倍も3倍も強い筋肉痛に悩まされることが少なくありません。**実は、GABAの受容体は全身にあるため、そこに作用が及ばなくなることで、全身に痛みが生じるようになるのです。

そのほかの離脱症状としては、**知覚過敏や知覚変容**が知られています。睡眠薬には、感覚を遮断する作用があるため、服用をやめた途端に、さまざまな知覚刺激に敏感に反応します。ちょっとした刺激が激痛となったり、わずかな揺れでも周囲にうねりがあるように感じたり、通常の光の刺激にも目を開けていられないほどになったりと、さまざまな現象が出現するようになるともいいます。

副作用の少ない新薬はどんなもの？

現在、主流になっているＢＺ系や非ＢＺ系の睡眠薬には、深刻な副作用の報告が後を絶ちません。それでも、短期間でうまくコントロールすれば、副作用は少ないと公表されています。

実際、**ＢＺ系の「デパス」や非ＢＺ系の「マイスリー」などは最も処方されやすい薬といえるでしょう。**また、ＢＺ系より、**耐性や離脱作用が出現しにくいということで、非ＢＺ系睡眠薬の利用頻度が高いようです。**

とはいえ、どちらも向精神薬であることに違いはありません。結合するＢＺ受容体のタイプが異なるだけのこと。どちらも抑制系の神経伝達物質であるＧＡＢＡに作用します。非ＢＺ系睡眠薬に、依存などの副作用が少ないとはいっても、それはＢＺ系と比較しての話ということです。

そこで、第2章（58ページ）でも紹介しましたが、**副作用が少ない睡眠薬**として、２０１０年には睡眠ホルモンであるメラトニンの分泌を促して睡眠を促す**メラトニン受容体作動薬の「ロゼレム」**が登場しました。

ロゼレムは、メラトニン受容体のⅠ型、Ⅱ型の両方と結合するタイプ。Ⅰ型は催眠作用、Ⅱ型は睡眠リズムに関わる働きがあるため、体内時計を調整して、より自然に近い眠りをもたらすタイプの睡眠薬です。記憶や運動への障害がなく、依存性もないことで、特に加齢によってメラトニン分泌が減少している高齢者に有効とされています。

ただ、「肝心の睡眠への効き目が、いま一つ」という厳しい声も漏れ聞こえてきますが……。

さらに、２０１４年にデビューしたのが、**オレキシン受容体拮抗薬の「ベルソムラ」。**先ほど触れたお笑い芸人さんが、睡眠薬の多剤併用で交通事故を起こした時に、服用していた薬の中の１つです。

ベルソムラは、これまでの睡眠薬のように抑制系物質に作用するのではなく、ターゲットにするのは覚醒状態を維持する脳内ホルモンのオレキシン。摂食活動を促したり、活動系の交感神経を優位にしたりする働きのあるオレキシンには、睡眠と覚醒をコントロールする働きもあり、オレキシンの過剰な作用を阻害して睡眠状態へと導くのがベルソムラの特徴です。

注目すべきは、**認知症との関係**でしょう。アルツハイマー病は、脳内にアミロイドβが過剰蓄積することが原因の１つであることが知られていますが、ベルソムラ

睡眠と覚醒を切り替えるスイッチ「オレキシン」

「オレキシン」とは、ひと言でいうと私たちの身体の“寝ている状態”と“起きている状態”を切り替えるスイッチの役割を果たす物質です。オレキシンが脳内にたくさん分泌されている時、身体は“起きている状態（＝覚醒状態）”にあります。一方で眠る時には、私たちの脳内ではオレキシンの働きが弱まり、脳が休もうとするため私たちは眠りに落ちます。

ちなみにオレキシンが欠乏すると、時と場所を選ばず強烈な眠気を促す「ナルコレプシー」という病気に陥ります。

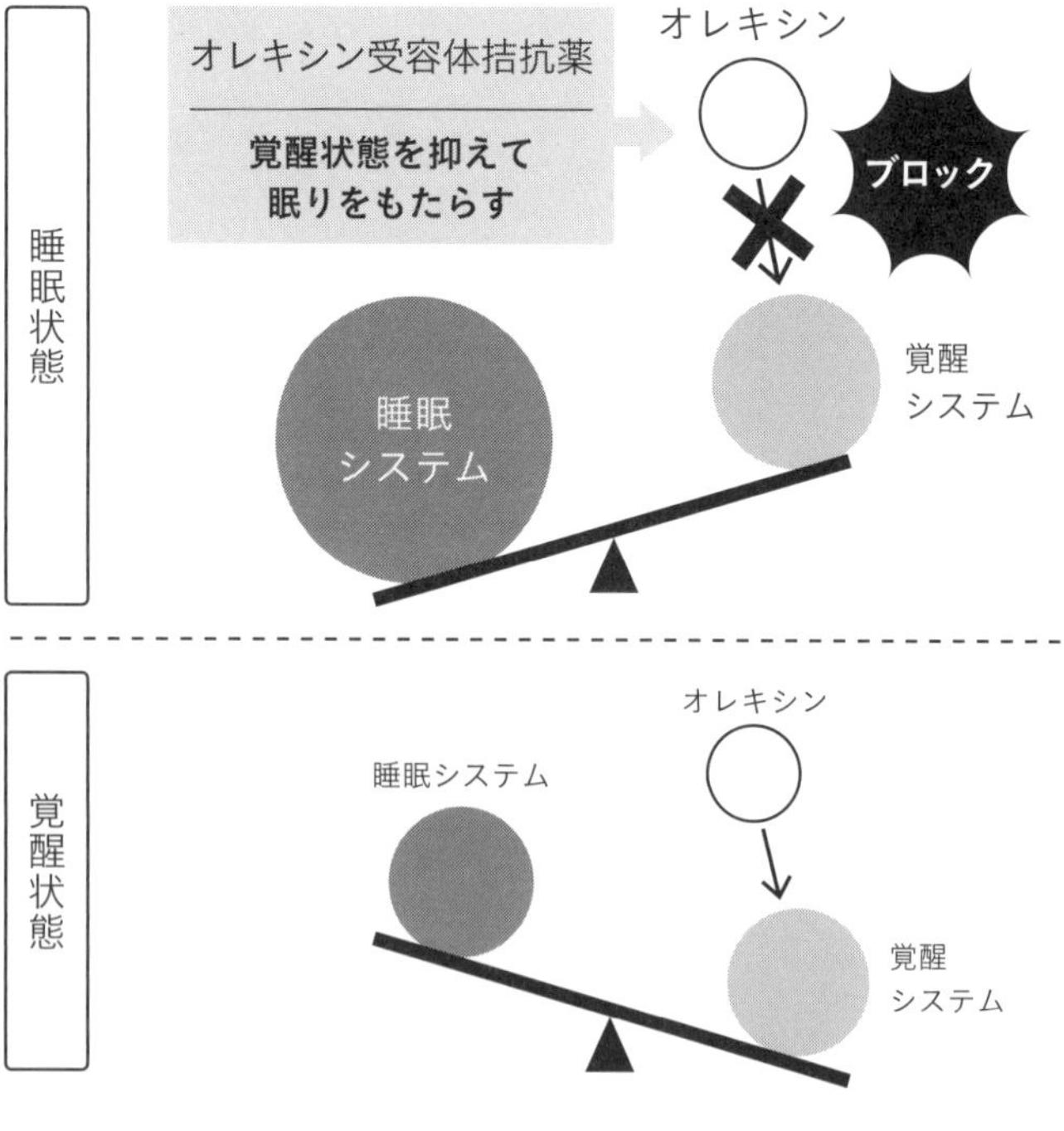

の使用で夜間のアミロイドβ濃度が減少したという報告があります。

これは、認知症のリスクを高めるとして睡眠薬の服用を躊躇していた高齢者にとっては朗報といえるのですが、臨床的な実績も少ない新薬なので、これからのお手並み拝見というところでしょう。お笑い芸人さんの例のように、別の種類の睡眠薬と併用した場合の副作用についても知りたいところです。

減薬・断薬成功のコツ

これまでの話を聞くと、睡眠効果の高い薬を飲み続けることは、体にとって不要なものを送り続ける行為だと絶望的な気持ちになってしまいますが、一刻も早く断ち切りたいとしても、相手は向精神薬ですから一筋縄ではいきません。

減薬や断薬においての難敵は、やはり依存による離脱症状に悩まされることでしょう。睡眠薬への依存度は人それぞれです。**長期間、高用量、多剤併用が、離脱症状が現れる危険因子**といわれていますから、1種類の薬を少量、ごく短い期間だけ服用していた方なら、スムーズに減薬や断薬ができるかもしれません。

とはいえ、減薬や断薬を個人の判断で行うのは、とても危険な行為です。睡眠薬の作用には個人差が大きいですし、服用している方の服用歴、服用の程度、年齢や合併症の有無、他に服用している薬との相互作用など、いろいろな要素を考慮する必要があるためです。

さらに、睡眠薬を飲み続けることが危険であると承知していても、服用している方の中には、リスクより眠りを優先させる必要のある方もいるでしょう。でも、ちょっとしたきっかけで始めた睡眠薬に、いつしか頼るようになって不安を抱えながらも漫然と続けているのであれば、それはやめるべきです。

もちろん、勝手に減薬はＮＧ！　ですから、「この薬をやめたいのですが……」と、処方してくれている医師にまず相談してください。ちゃんと考えてくれる医師であれば、一緒に減薬作戦に協力してくれるはずです。現在の症状に、睡眠薬が必要である理由や、睡眠薬の種類を選択している基準も説明してくれるでしょう。

では、ガイドラインを参考に、睡眠薬の減薬や断薬の方法を見ていきましょう。

STEP1　減薬・断薬のタイミングをはかって！

減薬や断薬を成功させるポイントの１番目は、タイミング。ガイドラインでは、**「夜間の不眠症状が改善していること」「日中の眠気や集中力といった心身の機能が安定していること」**の２つが整った時点としています。夜に眠れるようになったことで、翌日にも眠気が残らなかったり、仕事や勉強に集中できたり、意欲的に活動できるようになったりしたら、そろそろ睡眠薬を卒業する時期ということです。

STEP2 少しずつ減らしていく

そして、実際の方法としては、**少しずつ量を減らしていく方法（漸減法）が一般的です。**標準的には、1～2週間ごとに、服用量の25％ずつ、1～2ヵ月かけて減らしていきます。つまり、最初は、3／4錠に減らして、最低でも1週間は、この量の服用を続けて様子をみるようにします。問題なければ1／2錠にします。そして1／4錠に。焦らずここまでを1～2ヵ月かけて減らしていきます。

もし、何種類かの薬を併用している**多剤併用の場合は、作用時間（半減期）の短い睡眠薬から先に減らしていくようにします。**

STEP3 減薬直後の不眠を想定しておく

そして、最大の難関となるのが、**薬を減らした直後に現れる不眠です。**

これが、依存による離脱作用のこともあれば、「薬を減らしたから眠れなくなる」という思い込みから生じることもあります。思い込みによる不眠は、心理的不眠と

睡眠薬の減薬作戦の４ヵ条

1. 睡眠時間は、ほどほどでよしとする
2. 減薬直後は、不眠が生じると承知しておく
3. 焦らず、ゆっくりと減薬する
4. 最後の１片はお守り代わりとして持つことを許す

もいわれ、減薬直後に出現するのは、想定内の現象です。ここでまた元の量に戻ってはいけません。

STEP4　減薬は焦らずゆっくりと

減薬後の不眠の出現を、うまくコントロールするのが、減薬成功のカギですが、減薬のスピードを急がないことも肝心です。ガイドラインの編集責任者でもある先の三島和夫教授によれば、**「数日から１週間で、不眠のさざ波は収まってくる」**といいますから、減薬は、焦らずにゆっくりと進めるのがコツです。

そして、最後の最後にどうしてもやめられず、手元に残った１／４錠。それがやめられないというな

ら、お守り代わりに持っていてもＯＫと、三島教授はいいます。

STEP5 昼間が快調なら好サイン

不眠症が改善したと考える目安で、夜の睡眠以上に大切なのが、**「昼間の調子」です。日中の心身の機能が安定している状態が、2～3ヵ月以上続いているようであれば、合格と思っていいでしょう。**

第5章

睡眠薬に頼らず、快眠する方法

「睡眠衛生」と不眠の原因を見直そう

ここまで読んで睡眠薬と縁を切る決意をし、その道筋が見えてきたでしょうか。それではいよいよ睡眠薬に頼らずに眠る術について考えていきましょう。

質のいい睡眠を確保するために、よい行動や環境を調整するテクニックを「睡眠衛生」といいます。ちょっとした工夫で、脳と体を本来の覚醒・睡眠モードにすることができます。また、なぜ眠れなくなったのか、その原因を考えてみることも必要です。

第5章では、不眠をもたらす原因を探り、不眠を増悪させる要素を見直して、睡眠薬なしでも眠れる自分なりの方法を手に入れるお手伝いをしたいと思います。

まずは自分の不眠の原因がどんなものだったかを考えてください。いくら、睡眠薬の減薬や断薬の方法がわかっても、**そもそもの原因が解決していなければ、また不眠が再燃してしまう可能性が高いからです。**

睡眠を妨げる原因については、大きなストレスがあったり、睡眠直前までパソコン作業やスマートフォンの操作をする生活習慣だったり、屋外の騒音や明るすぎる照明のせいだったり……。また、エアコンが故障して寝苦しかったり、枕の高さが合わないなど寝具の快適性に問題があったりしたのかもしれません。

そうした中で知っておきたいのが、**不眠をもたらす原因には、病気や薬によるものが少なくないということです。**

前章でも紹介した『睡眠薬の適正使用・休薬ガイドライン』によれは、睡眠障害には、１００種類もの症状があり、特徴や病気の原因によって、不眠症、睡眠関連呼吸障害、過眠症、概日リズム障害、睡眠時随伴症、睡眠関連運動障害など、大きく8つに分類されています。こうした中で、症状として不眠が生じる病気には、次のようなものがあります。

●原発性不眠

狭い意味で不眠症という場合には、この症状を指すことが多いようです。何らかのストレスが原因となって眠れなくなり、誤った睡眠知識や就寝行動によって、どんどん症状が深刻化していくタイプ。**眠れないという体験が引き金となり、それが強迫観念のようになって睡眠をこじらせ、不眠を悪化させていきます。**安易に睡眠薬を選択すれば、ますます不眠の出口が見えなくなるのが、このタイプです。

●うつ病

慢性不眠を訴える方の20％を占めるのがうつ病。早朝覚醒や中途覚醒が多く、不眠のほかにも、食欲が低下したり、意欲や興味がなくなったりするケースが伴うことが多いのが特徴です。

●睡眠時無呼吸症候群

睡眠中に、喉の周囲の筋肉が緩んで気道がふさがることで、呼吸が停止したり、強いいびきが伴ったりする症状です。このために睡眠が分断されて、日中に強い眠気があります。肥満が原因になることが知られていますが、睡眠中に何度も低酸素状態になるために、高血圧や心血管系の病気を招きやすくなるといわれています。

このタイプの方は、ＢＺ系の睡眠薬は要注意。呼吸の抑制や筋弛緩作用によって症状が悪化するという報告もあります。

●レストレスレッグス症候群

むずむず脚症候群ともいわれる症状です。「足のムズムズ感」「足に虫がはっている感じ」「足の突っ張り感」など、足に生じる不快感で睡眠が妨害される症状で、成人の1〜3％に見られます。

●周期性四肢運動障害

「足がピクピクとして寝つけない」「急に足がガクンとして、目が覚める」といった症状が、周期的に現れて眠りを妨げる病気。高齢者に多く、65歳以上では20％以上にもなるといわれ、レストレスレッグス症候群との合併も少なくありません。

●過眠症

睡眠は十分なはずなのに、日中の眠気が過剰になる病気の総称です。突然眠り込んでしまうナルコレプシーや、数日〜数週間眠り続ける状態が周期的にやってくる周期性傾眠症などがあります。

●睡眠随伴症

睡眠中に、大声をあげたり、手足をバタバタと動かしたり、歩き回ったりする症状です。レム睡眠時に悪夢を見たり、ノンレム睡眠から覚醒する時に錯乱したりなど、いくつかのタイプがあります。

●概日リズム睡眠障害

深夜から明け方にならないと寝られない、昼夜が逆転しているといった夜型タイプの不眠は、起床がままならず、起きてからも生活動作までに時間がかかるのが特徴。体内時計が遅れているので、自分のリズムで生活していれば、睡眠は安定します。

ひと言で不眠症といっても、原因はさまざま

不眠が症状として現れる病気を除外して、最後に残るのが「不眠症」です。そして、その中にも、原因別にさまざまな症状があります。ストレス性、治療薬が原因、不眠行動を知らずに行っている、不眠への強迫観念があるなど、当てはまることがあれば、改善するようにしましょう。

●適応障害性不眠

強いストレスから不眠が生じ、そのストレスがなくなれば不眠も解消するという、一過性で短期型のタイプです。

不眠の原因となる薬剤

分類	種類	商品名	症状
降圧薬	β受容体遮断薬	プロプラノロールなど	不眠、悪夢
	α_2刺激薬	クロニジンなど	不眠、悪夢、日中の眠気
抗ヒスタミン剤	H_1受容体遮断薬	ジフェンヒドラミンなど	催眠、日中の眠気
	H_2受容体遮断薬	シメチジンなど	せん妄
ステロイド剤		プレドニゾロンなど	不眠、うつ病や精神症状
抗パーキンソン病薬	ドパミン製剤	レボドパなど	不眠、悪夢、睡眠発作、夜驚など
	ドパミンアゴニスト	ペルゴリドなど	不眠、日中の眠気
	ドパミン放出促進薬	アマンタジンなど	不眠
	抗コリン剤	ビペリデンなど	せん妄
抗うつ薬	SSRI	パロキセチンなど	不眠、焦燥、攻撃性
気管支拡張薬		テオフィリンなど	不眠
その他	インターフェロン		不眠、うつ病

出典:『睡眠薬の適正使用・休薬ガイドライン』三島和夫編集（じほう）

●病気や治療薬が原因になる不眠

気管支喘息や慢性閉塞性肺疾患、胃潰瘍や逆流性食道炎、心疾患、糖尿病や高血圧症といった生活習慣病、線維筋痛症、アトピー性皮膚炎などの持病による、せき込みや呼吸困難、かゆみや痛みなどが原因となる不眠もあります。

さらに、こうした持病による治療薬が、不眠の原因になることも少なくありません。降圧薬、抗ヒスタミン剤、ステロイド剤、抗パーキンソン病薬、抗うつ薬などによる不眠の報告があります。

●不適切な睡眠習慣（不眠行動）による不眠症

「寝床に入るのが早すぎる」「日中に長い昼寝をしている」「日中にほとんど動かない」ことによる不眠は、特に高齢者によく見られます。

また、カフェインを含んだ飲み物をよく飲む方、特に夕食後以降にコーヒーや緑茶を飲む習慣のある方、寝酒の習慣がある方も要注意。**カフェインの覚醒効果は4時間以上も持続しますし、アルコールは浅い睡眠を増やす原因になります。**

薬に頼らず不眠を治したい

原発性不眠の別名は、「不眠恐怖症」。眠れない不安が大きくなるほど、不眠を悪化させる構造になっていることに気づくのが、不眠克服へのまず第一歩です。

「寝なくては大変」という焦りから、不眠を招くNG行為を選び、NG行為が積み重なっていくほど、さらに症状をこじらせていきます。

不眠を解決するには、絡んでしまった糸を、根気よくほどいていく作業が必要。そのためには、睡眠や不眠のメカニズムを思い出し、行動を見直してください。

▽睡眠習慣を確認してみる

睡眠薬を使わない不眠治療である「認知行動療法」は、不眠に悩んでいる方の行動パターンや思考をカウンセリングによって修正していく治療法です。その中核となるのが、不眠を招くNG行為の意味を理解して、専門家の指導の下で徹底して行動や思考を修正していく作業です。

例えば、**布団に入って10分しても眠れないようなら、布団から出て、さらに部屋からも出て眠くなるまで起きているようにします。とにかく、眠くならない限りは、寝室には入らないことを徹底します。**睡眠恐怖症から寝室恐怖症になり、寝室やベ

不眠の思い込みと睡眠習慣を改めよう

- 眠れないなら、眠くなるまで起きている
- 途中で目が覚めて再び眠れないなら、起きていたほうがいい
- 早く布団に入るほど、眠れなくなると心得ておく
- 高齢者が夜中にトイレに起きるのは、当たり前のこと
- 布団の中では、睡眠以外のことはやらない
- 寝不足でも、朝は決まった時間に起床する
- 日中の昼寝は30分を超えないようにする
- 休日に睡眠不足を解消しようとしても逆効果

ッドが、不眠による苦痛の象徴となっているため、眠気が苦痛を上回るまで、寝室には入らず、ずっと起きているわけです。

こうした治療法のメソッドは、個人でもトライしてみる価値はあるでしょう。

睡眠とは、大脳を休ませることを目的に、脳幹などが行う作業であることは、これまでにも説明しました。睡眠時間が短くなれば、脳は睡眠の質を高めることで、睡眠量の不足を補うように働きます。量の不足は質をもってカバーする仕組みが備わっているのですから、眠れないなら無理に眠らな

くていいですし、中途覚醒以降に眠れなくなったら起きていればいいのです。

さらに、**高齢者が夜中にトイレに起きるのは、睡眠に障害がない高齢者でも同様です。夜間頻尿そのものは、決して異常ではありませんから。**

また、布団の中で、本を読んだり、音楽を聴いたりする行為もイエローカード。睡眠に問題がなければ、読書の途中や音楽を聴きながらでも寝てしまいますが、不眠の方にとっては、大脳を刺激して覚醒するように作用します。

▽朝の光を浴びて入眠時間をコントロール

そして、寝不足であっても、朝は決まった時間に起床してください。これまで何度も説明しているように、朝の光を浴びることで、体内時計の時間と生活時間を同調させることができます。その調整役となるのが、**睡眠ホルモンのメラトニン。暗くなると分泌されるメラトニンは、朝の光によって分泌が抑制されます。**

体内時計のリセットに必要な光の明るさは２５００ルクス（※）**以上**とされていま

※ルクスは明るさの単位。光源そのものの明るさではなく、私たちが受け取る明るさのこと。

す。**朝の太陽は1万（曇り）から10万ルクスという強い光**です。

さらに、繰り返しますが、**メラトニンは光を感知してから約14時間後に、再び分泌されるようにプログラムされています。**そのため、毎日の起床時間がバラバラになると、夜になって眠気が生じる時間にもバラつきが出てしまいます。**自分の睡眠ルールを作るには、だいたい同じ時間に眠くなるように体内時計をセットする**のがコツです。

また、**昼寝も30分を超えてしまうと長すぎて、夜の睡眠に影響**します。いくら日中の眠気が強くても、ぐっすりと熟睡するのは逆効果。同様に、休日に長く眠るのも体内時計のリズムを乱す原因になります。

自然な睡眠を手に入れるためには、光の作用とメラトニンの関係を理解して、体内時計をうまくコントロールするのが肝心です。前述した三島和夫教授は、『8時間

入眠時間は朝の太陽でセットされる

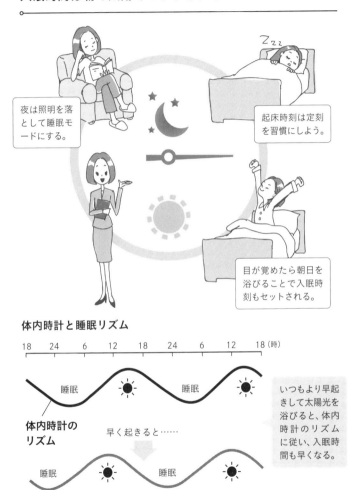

体内時計と睡眠リズム

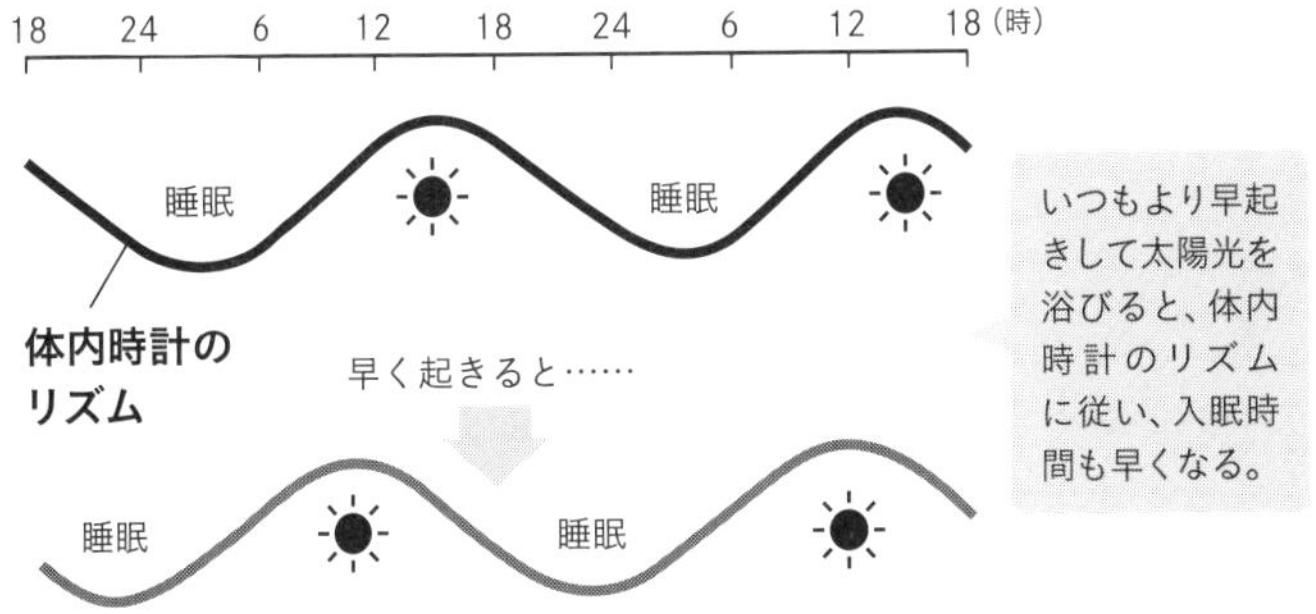

出典：『毎朝スッキリ起きる技術』梶村尚史監修（光文社）

睡眠のウソ。日本人の眠り、8つの新常識』（日経ＢＰ社）の中で、「**午前中の光は体内時計を朝型に、夕方から深夜の光は逆に夜型にする**」と述べています。

メラトニンの分泌は、光の強さや照射時間の長さに左右されます。弱い光であっても、長時間浴びているとメラトニンの分泌が抑制されるので、夜になっても明るい生活を続けると、メラトニン不足で眠れなくなるということ。1〜2時間の光を浴びる場合、300ルクスの明るさでも、メラトニンの抑制が起こるという研究報告もあります。

ちなみに、室内の照明の下で人と対した時の明るさは300〜400ルクス、晴天の日の屋外になると十数万ルクスにもなります。

では、人工の光はどうでしょう。明るいコンビニ内は1500ルクス以上、パソコンの画面でも目を近づけて作業をすると1000ルクス以上になるといいます。

つまり、夜でも蛍光灯が明るい室内で過ごし、深夜までパソコン作業やスマートフォンを操作している方は要注意。これらの**液晶画面から発するブルーライトは、メラトニンの分泌を抑制する作用が報告されています。**

不眠症やうつ病を治療する「高照度光照射療法」は、２５００〜１００００ルクスという高照度の人工光を照射して、体内時計を調整する治療法です。

▽「目覚ましＯＦＦ法」で自分の睡眠周期を確認する

また、睡眠の改善には自分の睡眠周期を知っておくことも大切でしょう。そのアプローチとして、「目覚ましＯＦＦ法」という方法があります。名前の通り、目覚ましをＯＦＦにして睡眠することで、睡眠周期を知るアプローチ法です。以下の順で行ってみましょう。

この方法のポイントは、音や人の声、光や熱といった覚醒要素をなるべく取り除いた睡眠環境で行うこと。自分に適した睡眠周期を知りたいという方は、休日など

目覚ましOFF法の手順

①睡眠を邪魔されない「快適な睡眠環境」を整える
②目覚まし時計をOFFにする
③ベッドに入った時刻を記録する
④寝りたいだけ眠る
⑤自然に起きられる時に起きる
⑥目が覚めたら、起きた時刻を記録する
⑦入眠時刻と起きた時刻から、睡眠時間を計算し記録する

時間に余裕のあるタイミングで行うといいかもしれません。

▽眠れない！　と条件付けしない

また、『快眠の医学──「眠れない」の謎を解く』（早石修《はやいしおさむ》、井上昌次郎編集／日本経済新聞社）の中では、**不眠の背景には、ストレスや緊張感に加えて、不眠に対する条件付けが大きな要因となっていると指摘しています。**

「早く眠らなくちゃ、でも眠れるかなぁ」という不安が条件付けとなり、眠ろうと強く思うほど、脳の覚醒中枢が興奮して眠れなくなってしまうということです。

▽快眠のための睡眠環境づくり

ここまで読んだ知識をふまえて睡眠薬を使わないでも睡眠を確保するための環境や習慣をまとめておくことにしましょう。睡眠を意識しすぎると逆効果になることは、これまでにも学んできましたが、やはり睡眠環境を整えておくことは重要なポイントです。

●就寝の2時間前から照明を落としていく

睡眠環境で最も大きい要素は光です。メラトニンの分泌を促すように、就寝の2時間ほど前から徐々に室内の照明をトーンダウンしていくといいでしょう。寝室内では間接照明にして、光が直接目に入らないように照明の位置にも工夫を。

就寝中は、消灯するのが原則ですが、月明かり程度ならOKです。もし、窓の外が明るいと感じる場合には、カーテンで遮光してください。そして、起床したらカーテンを開けて、太陽の光をたっぷりと浴びて、体内時計をリセットします。

●理想的な音の大きさは40デシベル以下

睡眠を妨げない音は、40デシベル以下といわれています。これは、図書館の静けさに相当します。ちなみに、人の話し声は60デシベル、洗濯機は70デシベルで、屋外の人が話している大声の場合は90デシベル、車のクラクションは110デシベルです。屋外の騒音については、二重サッシにしたり、遮音のカーテンにしたりして対処するのも一案。ただ、あまり静かになりすぎると、今度は時計の音が気になるなんてこともありますから、好きな音楽を小音量で流すなど、自分が心地よくいられる環境を整えてください。

●寝室の快適温度、湿度の調整も怠りなく

寝室の温度は、夏なら25℃前後、冬なら18℃前後、湿度は通年50～60％くらいの暑くもなく寒くもない環境に調整しておくのが、快眠の条件といわれます。入眠を快適にするなら、就寝の1時間くらい前からタイマーで寝室の温度や湿度を調整す

ればいいですし、中途覚醒が気になる方は、タイマーの設定時間を長めにするといいかもしれません。

●布団の中の適温33℃をキープする

寝具選びも睡眠を左右する要素の１つ。**布団の中は、季節に関係なく温度は33℃、湿度は50％くらいに保つのが快適**とされます。体温は、入眠時が最も高く、身体の深部から体温が下がり、熱が体外に放出されて布団へと移動。汗をかくために、布団の湿度も同時に上がります。そして、布団の中が暑すぎれば、せっせと放熱し、寒すぎれば、ガタガタと震えて熱を生み出します。身体そのものが自然に布団内環境を快適にしますが、季節によっては、室温を調整したり、寝具を選んだりして調整すると睡眠もスムーズになります。

冷え性の方は、身体の熱がうまく放出されないために、深部の温度が下がらず手足が冷えたままになります。うまく入眠するには、入浴やマッサージで手足の末梢

快適な眠りのための寝室づくり

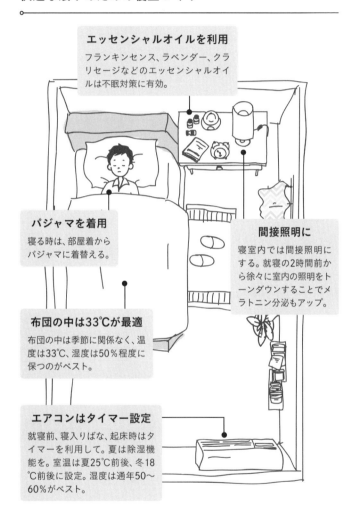

パジャマを着用

エアコンはタイマー設定
就寝前、寝入りばな、起床時はタイマーを利用して。夏は除湿機能を。室温は夏25℃前後、冬18℃前後に設定。湿度は通年50～60％がベスト。

血管の血流をアップすることがポイント。湯たんぽを使うのもおすすめです。

また、掛け布団の軽さ、敷き布団の厚さ、枕の高さや形状、寝具類の素材や肌触りも、睡眠時の姿勢や呼吸を左右する条件ですから、自分に合うものを選びたいですね。

●エッセンシャルオイルを効果的に使う

生活に加えたい要素として、アロマ浴があります。日本アロマセラピー学会誌の報告によれば、整形外科に通院している18人の不眠患者に対し、夜間にラベンダー浴を実践してもらったところ、「熟睡度が上がった」「入眠時間が早くなった」など、約80％の人の不眠が改善したということです。この時のラベンダー浴は、アロマポットに真正ラベンダー1滴を入れるだけのとても簡単な方法です。

私も愛用しているエッセンシャルオイルですが、日本では芳香療法（アロマセラピー）は、医学としては認められませんが、英国では正式な医療行為です。不眠対

安眠をもたらすエッセンシャルオイル

ラベンダー	心地よいおだやかなフローラルの香り。緊張や不安を取り除いて、気分をゆったりと落ち着かせて、心のバランスを整えてくれます。
サンダルウッド	オリエンタルな白檀の香り。古くから瞑想の際に使われていて、気持ちを鎮め、心の調和をはかってくれます。
ローマンカモミール	りんごのような甘くてフルーティーな香り。リラックス効果があり、不安やイライラを鎮め、自然な眠りに誘ってくれます。
スイートマジョラム	スパイシーで心温まる香り。不眠や不安から解き放ち、心に安らぎを与えてくれる香りは心地のよい睡眠を誘ってくれます。
フランキンセンス	古くからインドや中国の寺院や祭壇で使われる安らぎの香り。深く濃い樹液の香りは雑念を取り除き、心を穏やかに鎮めてくれます。
クラリセージ	ほのかな甘みと温かみを含んだスパイシーな香り。プレッシャーを緩め、緊張している心と体を和らげてくれます。
ジャスミン	華やかで幸福感を与えてくれる花の香り。心配や不安を和らげ、落ち込んだハートを回復して穏やかな眠りに導いてくれます。
オレンジ	さわやかで甘酸っぱいフルーティーな香り。心に安らぎと元気を与えて、気分の落ち込みを癒し、心を温めてくれます。
メリッサ	レモンに似た香りとフローラルな香りを混ぜ合わせたような清々しい香り。心を落ち着かせ、感情のバランスを取る助けになります。

出典：著者作成

策には、セロトニン分泌量を増やす「酢酸リナリル」などを含むエッセンシャルオイルを使うといいでしょう。

酢酸リナリルを含む代表的なエッセンシャルオイルには「フランキンセンス」「ラベンダー」「クラリセージ」などがありますが、いずれも農薬や化学肥料、合成香料などの混入がない無農薬、有機農法で栽培された１００％天然の純粋オイルを選んでください。エッセンシャルオイルとして売られている製品はたくさんありますが、中には工業用としてしか通用しないような粗悪品もありますので気をつけてください。合成香料を混ぜてつくられたエッセンシャルオイルは安眠を助けるどころか全く別の作用をすることもあります。

安眠のためにおすすめのエッセンシャルオイルを前ページに紹介しましたので、興味がある方はぜひ試してみてください。

ホルモンのもとは良質な食事から

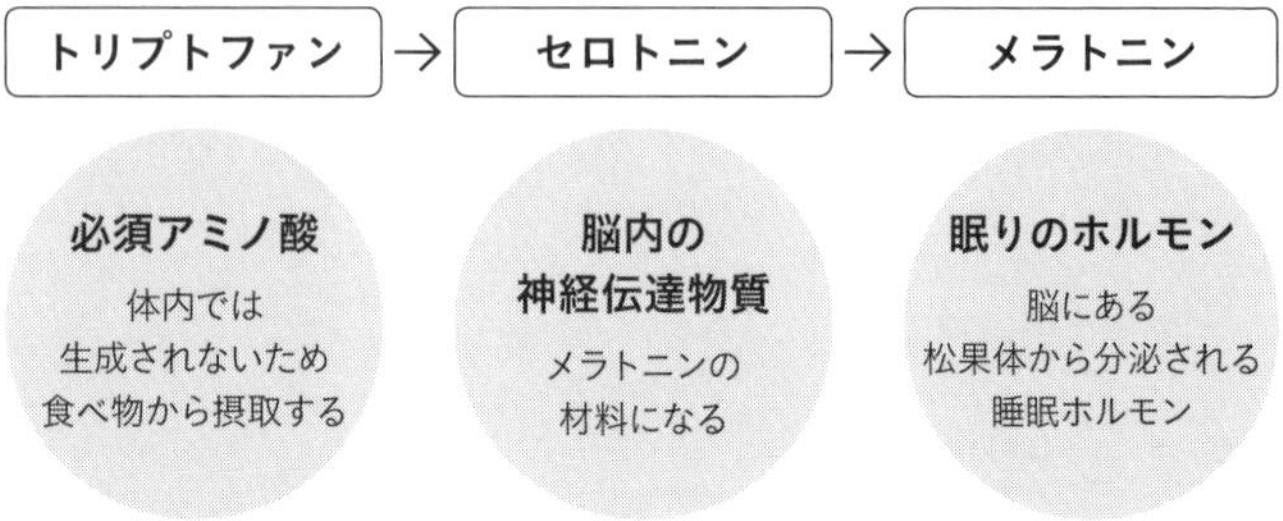

●注目すべきは、快眠食材のトリプトファン

必須アミノ酸の1つである「トリプトファン」は、体内に入ると脳内の神経伝達物質である「セロトニン」に変化します。睡眠においては主役的な役割をするメラトニンは、セロトニンから合成されますから、トリプトファンを積極的に摂《と》ることはメラトニンを増やすことにつながります。

そして、必須アミノ酸である**トリプトファンは体内で作ることができませんから、トリプトファンを多く含んだ食材を選ぶ必要があります。**その食材とは、肉や赤身の魚、卵、大豆、牛乳**など。アーモンドやクルミなどのナッツ類、チ**

ーズやヨーグルトなどの乳製品、豆腐や納豆などの大豆製品でもＯＫですから、毎日食べるのに苦労するような食材ではありません。

トリプトファンを脳に送るためには、炭水化物も必要ですから、ごはんやパンなどの主食を併せて摂る必要もあります。

また、快眠食材には、**メラトニンそのものを含んでいるケール、オーツ麦、トウモロコシ、生姜、春菊などもあります。穀物、豆類、根菜類もメラトニンが豊富**です。

睡眠リズムを整える栄養には、自律神経を調整する作用のあるビタミンB_{12}を含んでいる**アサリ、イワシ、レバー、納豆や豆腐**がおすすめです。

●食事や運動も体内時計を調整する

光以外にも体内時計に影響を与えるのが、食事に加えて運動です。前出の三島和夫教授も「**体内時計を司る時計遺伝子は、消化器官や骨などのすべての細胞の中にあり、それらの時計は、食事による刺激や運動による骨への圧力を介して、時間調整に役立っている（非光同調）**」と解説しています。

つまり、バランスのよい食事をしてウォーキングなどの適度な運動をすることで脳にエネルギーをチャージして体内時計を正しく作動させることができるのです。不眠は、夜の行動ばかりが注目されがちですが、実際には日中の行動のほうが重要ですから、疲れすぎない程度に運動をすることが奨励されます。

ただし、屋外の運動は太陽光をたくさん浴びますから、**高齢者が早朝散歩を習慣にすると、ますます体内時計を早めて朝型傾向を強くしてしまいます。**睡眠時間が短くなる高齢者の場合には、むしろ「遅い時間に就寝」したほうがいいわけですから、夜の睡眠を考えたら、散歩は夕方の習慣にしたほうがいいかもしれません。

●ぬるめの湯で入浴を

日中の緊張をほぐすには、**38〜40℃程度のぬるめの湯温で入浴する**といいでしょう。自律神経の中でも休息系の副交感神経が優位になるため、心身がリラックス。体表の血管が拡張して血流がアップするため、体の芯が温まってポカポカしてくるわけです。すると、次は内部の温度を下げるために、体の外に熱を放出するようになります。入浴後に、体温が下がるタイミングで強い眠気が現れるので、これを逃さないでください。ここから逆算すると、入浴タイムは就寝の1〜2時間前がいいでしょう。全身浴ができない場合には、15分程度の足湯でも有効です。

逆に、朝の入浴なら温度は高めの42℃か、熱いシャワー浴がおすすめです。自律神経の活動系である交感神経にスイッチが入り、シャキッと心身の準備が整います。

●自分だけの入眠儀式を作ろう

寝室や寝具を快適にしたり、食事や運動に気を配ったりすることは、快適な睡眠を得るためには大切ですが、あまりそれにこだわると逆効果になります。すべてではなく、自分が心地いいと思えるものを実行するだけでも十分です。

また、自分だけの**入眠儀式（スリーピングセレモニー）を作るのも一案。**入眠儀式といっても大げさなものではなく、「さぁ、寝よう」という合図になる習慣です。例えば、ルームウェアから、パジャマに着替えるのもいいでしょう。毎日、就寝する時にパジャマに着替えることを習慣化すれば、パジャマに着替えるだけで、睡眠の準備が整うようになります。

私が開催している「宇多川塾」では、「眠り」についてのセミナーも開催しているので、受講生には、こうした指導をすることが少なくありません。入眠儀式については、就寝前に軽いストレッチをしたり、音量を絞って静かな音楽を聴いたりと、人それぞれ。不眠に悩む時には、音楽も読書も覚醒の作業となりますが、入眠儀式として脳にインプットすれば、睡眠への足掛かりになります。

「ナイトキャップは、睡眠儀式としてはどうでしょう」と、寝酒についても質問がありますが、これはNG。刺激の少ないハーブティーを選んだほうがいいでしょう。特に、カモミールやラベンダーがおすすめです。

●ファスティング（断食）をしてみる

「快眠のために断食」と聞いてびっくりされたかもしれませんね。実は過食が安眠を妨げているケースも多いのです。私は定期的にファスティング（断食）合宿を開催しているのですが、その参加者の多くが「熟睡できた！」「心地よい眠りだった！」と報告してくれます。中には、「人生で一番すばらしい朝の目覚めでした!!」と感激された70代の男性もいます。食べ過ぎて常に消化管を動かさなければならない生活では、脳もゆっくり休むことができません。ファスティング合宿に参加する目的はさまざまですが思い切って断食してみることで、胃腸を休めた時に得られる安眠を体感してみるのも一案です。実践する時は、断食の知識のある専門家に相談して行ってくださいね。いきなり断食するのは危険です。

いかがですか？　不眠は一度こじらせてしまうとやっかいですが、不眠の原因や睡眠の仕組みがわかっていれば、多少眠れなくても不安になることはないでしょう。

不眠の最大の敵は、自分の思い込みです。寝られなければ寝なくていいのです。起きていれば、脳が睡眠物質を放出して寝かせてくれるのですから、睡眠薬に頼る必要はありません。それに気がつけば、もう安心ですよ。

おわりに

安易に服用してしまった睡眠薬は、いつしか依存を作り、不安や後悔と背中合わせの誘惑を仕掛けてきます。私のところに相談にくる方の多くが、睡眠薬を服用していて、いつか薬をやめたいと思いながら、その方法や糸口が見つからないでいます。

本文中にも書きましたが、「眠れないなら起きていればいい」「無理に8時間寝ようとしなくていい」とアドバイスをしても、不眠に悩む方にとっては、親身ではない回答に思えるようで、本気でご機嫌を損ねてしまう方もいます。

このアドバイスは、最新の睡眠学と同じ理論です。睡眠の仕組みを考えると、眠れない原因が、加齢による体内時計のズレであれば、それは異常ではないですから、治す必要性は見当たりません。ましてや、睡眠薬なんて不要です。
睡眠薬を飲んで睡眠時間を稼いだとしても、熟睡感がなければ、残念ながらそれは、不毛な眠り。そもそも眠らなくていいところを無理やりに眠る行為です。
不毛な眠りだけで済むなら、まだラッキーです。睡眠薬の長期服用で認知症を発症したり、副作用によるふらつきで転倒して骨折したりすれば一大事でしょう。

こうしたケースは、高齢者だけではありません。睡眠が不安定な方は、体内時計のリズムが乱れている場合が多く、その原因は夜型の生活だったり、交代勤務の仕事だったり。この場合に必要なのは、体内リズムの調整で、睡眠薬で睡眠時間を稼ぐことではなかったはずなのです。

不眠症状を悪化させるのは、睡眠に対する誤った思い込みや、眠れないと明日の活動が低下するという強迫観念です。その上に、睡眠薬によって脳の神経細胞を刺激するのですから、単なる不調であったはずの不眠は、たった一錠の睡眠薬から、本

格的な不眠症という病気になります。

そして、専門の神経科に行くようになると、より強い作用の薬が選択されたり、効果の異なる薬を何種類も併用したり、服用量を数倍に増やしたり……。睡眠薬の長期間、高用量、多剤併用は、不眠症を悪化させる3大要因ですから、いざ減薬、断薬をしようとすると、副作用が強く現れるようになります。

本書を手に取ってくださった方の中には、不眠が数日続いているので、睡眠薬を試してみようと思っている方がいるかもしれません。まだ、服用期間が浅くて睡眠薬は1種類だけど、依存や副作用に不安を持っている方もいるでしょう。眠れない恐怖から睡眠薬を手放せない方、本気で断薬をしようとしている方もいるはずです。

睡眠薬もそうですが、どの薬においても薬はいざという時に飲むものです。「毎日飲んでいるから健康でいられる」と断言される方もいますが、本文でもお話ししたように薬はあくまでも出ている症状を抑えるもので病気を治すものではありません。

逆にいえば「どうしても」という時の服用は必要だとも思っています。本当にショックなことがあり、どうしても眠れないなら睡眠薬を服用することで心身を癒すことができるでしょう。でも急場をしのいだら長いつきあいにはしないことです。救世主ではあるけれど親友ではないということを心に刻んでください。

本気で断薬を目指すというのであれば、断薬に理解のある医師を選ぶこと。睡眠薬の副作用を理解し、うまく対処できる専門家との連携は不可欠です。

そして、決して医者頼みにせず、自分自身でも、睡眠の仕組み、不眠の原因、睡眠薬の仕組み、耐性や禁断症状といった副作用について理解してください。

本書が、その助けになることを心から願い、ペンを置きます。

宇多川久美子

参考文献

井上昌次郎『眠りを科学する』(朝倉書店)
井上昌次郎『睡眠障害』(講談社現代新書)
井上昌次郎『熟睡できる本―脳科学が解明した睡眠のメカニズム』(光文社カッパ・ブックス)
井上昌次郎、山本郁男編『睡眠のメカニズム』(朝倉書店)
内海聡『睡眠薬中毒　効かなくなってもやめられない』(PHP新書)
NHKスペシャル取材班『睡眠負債"ちょっと寝不足"が命を縮める』(朝日新書)
梶村尚史監修『毎朝スッキリ起きる技術』(光文社)
早石修、井上昌次郎編、吉永良正構成『快眠の医学―「眠れない」の謎を解く』(日本経済新聞社)
福西勇夫『あなたに合う睡眠薬と精神安定剤』(法研)
三島和夫編集『睡眠薬の適正使用・休薬ガイドライン』(じほう)
三島和夫、川端裕人『8時間睡眠のウソ。日本人の眠り、8つの新常識』(日経BP社)

井上雄一『認知症と睡眠障害』認知神経科学　vol.17 No.1 2015
岡靖哲『認知症における睡眠障害』臨床神経学　54巻 12号 2014
土井由利子『日本における睡眠障害の頻度と健康影響』保健医療科学　vol.61 No.1 2012

参考HP

▷健康・体力づくり事業財団
http://www.health-net.or.jp/
▷健康・体力づくり事業財団
http://www.health-net.or.jp/tairyoku_up/chishiki/sleep/t03_10_08.html
▷ナショナル ジオグラフィック「睡眠の都市伝説を斬る」三島和夫
https://natgeo.nikkeibp.co.jp/nng/article/20140623/403964/
▷yomiDr. Dr.三島の「眠ってトクする最新科学」
https://yomidr.yomiuri.co.jp/column/mishima/
▷一般社団法人 日本看護学校協議会共済会
https://www.e-kango.net/selfcare/aroma/sleep/vol4.html
▷認知症ねっと
https://info.ninchisho.net/
▷糖尿病ネットワーク
http://www.dm-net.co.jp/
▷眠りのポータルサイト 安眠総合研究所
http://gotobed.chu.jp
▷日経メディカル 三島和夫の「知って得する睡眠臨床」
https://medical.nikkeibp.co.jp/inc/all/series/mishima/

著者　宇多川久美子（うだがわ・くみこ）

1959年千葉県生まれ。明治薬科大学卒業。薬剤師・栄養学博士（米AHCN大学）。一般社団法人国際感食協会代表理事。（有）「ユアケー」代表取締役。NPO法人「統合医学健康増進会」常務理事。
医療の現場に身を置きながら薬漬けの治療法に疑問を感じ、「薬を使わない薬剤師」を目指す。現在は、自らの経験と栄養学・運動生理学等の豊富な知識を活かし、感じて食べる「感食」・楽しく歩く「ハッピー☆ウォーク」を中心に、薬に頼らない健康法を多くの人々に伝えている。主な著書に『薬剤師が教える薬に頼らず長生きする方法 それでも「コレステロール薬」を飲みますか？』（小社刊）、『薬を使わない薬剤師の「やめる」健康法』（光文社新書）、『薬剤師は薬を飲まない』（廣済堂出版）、『薬が病気をつくる』（あさ出版）、『薬を使わない薬剤師の 断薬セラピー 薬をやめれば、病気は治る』（WAVE出版）等がある。

一般社団法人国際感食協会 http://kanshoku.org/

Staff
アートディレクション　尾崎文彦（tongpoo）
ブックデザイン　目黒一枝、藤原瑞紀（tongpoo）
イラスト　宮城あかり
編集協力　松井和恵
編集制作　早草れい子

薬を使わない薬剤師が教える
睡眠薬　その一錠が病気をつくる

2018年12月20日　初版印刷
2018年12月30日　初版発行

著　者　宇多川久美子
発行者　小野寺優
発行所　株式会社河出書房新社
〒151-0051　東京都渋谷区千駄ヶ谷2-32-2
電話　03-3404-1201（営業）
03-3404-8611（編集）
http://www.kawade.co.jp/
印刷・製本　株式会社暁印刷

Printed in Japan
ISBN978-4-309-28705-8